伤寒论

临证发挥

陈代祥　编著

人民卫生出版社

图书在版编目(CIP)数据

《伤寒论》临证发挥/陈代祥编著.—北京:人民卫生出版社,2013.2

ISBN 978-7-117-16899-1

Ⅰ.①伤… Ⅱ.①陈… Ⅲ.①《伤寒论》-研究 Ⅳ.①R222.29

中国版本图书馆 CIP 数据核字(2013)第 008672 号

《伤寒论》临证发挥

编　　著: 陈代祥
出版发行: 人民卫生出版社（中继线 010-59780011）
地　　址: 北京市朝阳区潘家园南里 19 号
邮　　编: 100021
E - mail: pmph @ pmph.com
购书热线: 010-67605754　010-65264830　010-59787586　010-59787592
印　　刷: 三河市宏达印刷有限公司（胜利）
经　　销: 新华书店
开　　本: 850×1168　1/32　**印张:** 7
字　　数: 181 千字
版　　次: 2013 年 2 月第 1 版　2018 年 11月第 1 版第 2 次印刷
标准书号: ISBN 978-7-117-16899-1/R·16900
定　　价: 22.00 元
打击盗版举报电话: 010-59787491　E-mail: WQ @ pmph.com
（凡属印装质量问题请与本社销售中心联系退换）

序　言

要想成为名家圣手，要想在临床上疗效卓卓，学习和运用《伤寒论》辨证论治体系和方药就是必由之路。

张仲景的《伤寒论》自东汉成书以来，注释医家达千余家，仁者见仁，智者见智，形成了后世称谓的“经方学派”，乃至后来传到日本、韩国及欧美各国，倘若没有学术价值，这简直是不可能的。

余学习运用六经理论体系和经方治病已有四十余年，体会颇深。经方与一般辨治方药比较，经方六经病脉证并治疗效永远高出于普通辨治用药，完全不在一个层次上。此点看法有大量临床病案证实：

如一例乙脑小孩，昏迷两日不醒，西医治疗束手。余诊断为阳明腑证，以大承气汤一帖，第一次药灌下，两小时即醒，前后两帖治愈。

一例胯下外伤病人，大、小便不通，症情危急，西医采用导尿术导尿，尿出后病减，后再行导尿但插管屡次失败，复行膀胱穿刺抽尿，因穿刺怕损伤膀胱及肠道，抽尿一次后西医不敢再行穿刺，后改中医处治，余诊断为下焦瘀阻，以桃仁承气汤一帖，三小时后大、小便得通，下出瘀血、尿、粪便一千多毫升，病人顿觉轻松，前后用药两帖告愈。

一例颈椎管动、静脉血管瘤并发畸形病人，在贵阳某大医院抢救治疗，医院已下病危通知书，症见全身瘫软麻木、眩晕、昏睡，被西医称为“全国一百例，贵州所见第一例”，必须立即做血管介入手术，但仅有三成希望，病人家属拒绝手术，求治于余。

余诊断为少阴阳脱并脉络受阻，以通脉四逆汤一帖，药仅四味，一帖水煎液一昼夜六次分服，服完脱险，再服三帖出院来遵义治疗，余按少阴气血不足兼脉络受阻辨治以收功。

一例耳痒病人，外耳道无任何异常，但瘙痒难忍，半年未愈，求治于余。余诊断为少阳风热，书小柴胡汤两剂获效。

一例门诊心脏休克急发病人，两手脉已无，心前区听诊心音极弱。余诊断为少阴心阳暴脱，急以四逆汤（备有散剂）5 克灌服，八分钟后病人渐次苏醒，三十分钟后恢复如初。

一例胆囊炎急发剧痛病人，欲行手术，余按少阳阳明病辨治，一帖大柴胡汤下去，四十分钟缓解，一帖服完即愈，免除了手术之苦。

一例严重哮喘患儿，八个月大小，经贵州、重庆多家医院治疗罔效，花费十余万之巨，一叶肺不张，十余种西药耐药，经人介绍治疗，余诊断为太阳里热与痰热胶结阻肺，没有恰当的经方选用，只好用余治疗痰热阻肺的验方胶囊剂令服，当天三丸喂服，次晨患儿家长高兴抱来说病已退，后服调理剂并培补太阴脾气半年痊愈。

一小儿六岁，患病毒性脑膜炎后遗症，经常头痛，经多家大医院儿科专家会诊，查脑室扩大，经治多时不效。余诊断为少阴气血虚兼痰瘀阻滞脑窍，以八珍汤加生蒲黄、五灵脂、冰片、川贝等治之而愈。

一脑血管畸形中风年轻病人，颅内大出血深度昏迷住遵义某大医院抢救，颅骨开两个孔抽血，经各种抢救毫无转机，十天花去四万多元，宣布不治转贵阳某脑科医院继续抢救，又治九天，亦无寸效，又花去数万元。病人家属建议转北京治疗，该院专家告诉其家属，此病全国都医不好，退一步，万一医好只能是植物人，要其家属回去料理后事。病人家属无法只好送回家等死，一家哭作一团，花圈、寿衣已备齐，此时其叔见未落气，速来求余治之，亦未抱任何希望。余速前往查看病情，症见深度昏迷，双目突出如金鱼眼，一侧瘫痪全无知觉，昏迷已达二十二天，口中痰涎满口，脉滑弱见散，鼻饲管、气管切开、氧气管、导尿管，四管齐全。余诊断为太阴、少阴中风闭证，痰瘀阻塞脑窍，属极重型。书以理中汤合小半夏汤加竹沥，水浓煎取汁，兑入竹沥，鼻饲管推入，一日夜六次。同时急从北京同仁堂速购安宫牛黄丸和紫雪丹行鼻饲管推入胃内，一周后病人苏醒，继以少阴、太阴气血虚并痰瘀阻滞之药前后治疗四个月痊愈，病人除了智力稍差外，其他一概正常。

凡此种种，不胜枚举。与仲景同时代稍晚的大名医华佗评价《伤寒论》称“此书可以活人”，蒲辅周先生亦云“善用经方者，常能应手而效”，实乃确实之言。

仲景之学为什么有这样的威力？余以为有以下两点：

第一，六经辨治理论体系精妙。六经分类法可统领万病。所有现代西医的疾病皆可囊括其中。任何西医的病必然有脉证，有脉证就可以将其划入六经病中按六经病找出病因、病位、证候而确定治疗。以往认为《伤寒论》仅仅是一部外感病专著，这是很不全面的。因为六经辨治包括证与病两大系统。而从大量临床事实来看，六经病自然包含了内伤、外感所有疾病。首先，它是病位的概念，包含了五脏六腑，太阳表与膀胱（其中包括上焦肺），阳明胃与大肠，少阳胆与半表半里（其中包括膜原），太阴脾（其中包括中焦），少阴心与肾并与脑通（其中包括下焦），厥阴肝。此外，六经病还是阴阳的分类，是阴阳哲学的临床运用，是证候学，并以整体思维进行证候分型，其中包括体质用药、六气变化等等。它以阴阳哲学为核心进行辨证论治，包含了同病异治和异病同治等内容。百病皆可用六经阴阳来概括，只要病机相同，异病皆可同治；同病如脉证病机各异，治法又当同病异治。任何一种疾病，从六经生理、病理上认识都有其成因、主证、发病特点。六经病各自总的传变特点以及发展变化规律，是外感、内伤疾病的共同规律，这是共性。但具体发生在不同的人身上，由于体质、年龄、季节、地域、性别等因素，则又表现出六经病位各异，病机各殊，而出现个性化证型，而每条经文的脉证并治，就反映出了这种特点。因此，六经辨治既是共同化治疗的准绳，又是个性化治疗的规范。其间表里、寒热、虚实、气血、标本、脏腑、三焦、体质、常变、缓急、顺逆，尽囊括其中。这种“提挈天地，把握阴阳”的六经布阵的战略、战术思想，是一个既有共性也有个性的科学性极强的理论体系，而非浅层次的方证辨治，其奥妙无穷。

第二，《伤寒论》的方药精当。药物九十余味，《伤寒论》一百一十三方加上《金匮要略》方总计二百六十九首，百分之七十经方皆在六七味左右。少而精，功而专，配伍严谨，比例用药，疗效显著，疗程短，花钱少，可谓简、便、灵、验。而最为突出的是，药随方转，方随法转，法受证统，理法方药紧密连接，方剂成为了六经辨治的重要组成要件。另外，对煎药的水质要求、煎煮法、服法、将息法皆一丝不苟。比如里阳虚，仲景分出轻、重、极重三个层次，轻者干姜甘草汤，重者干姜附子汤，极重者四逆汤或通脉四逆汤。又如麻黄汤发汗为重剂，发汗后汗出不彻“复烦，脉浮数者”，取桂枝汤之力弱而用，小发其汗，既有表实用麻黄、表虚用桂枝之常法，又有借用桂枝小发表实之汗的变法(57 条)。从这里可以看出仲景用方何等精细。

为什么现在学用经方的医生愈来愈少？为什么现在医生用经方疗效总是不高？余常思之，认为主要有以下两点：

第一，没有将现代西医之病与六经辨证进行科学的沟通，喜欢对号入座，更没有六经辨证思维，或者仅仅停留在方证的浅层次上，如咳嗽一证，可见于西医上呼吸道感染，也可见于慢性支气管炎、肺结核、肺脓肿、肺癌等疾病。若从六经病来分，六经皆可令人咳，不独肺也。太阳寒咳用麻黄汤；太阳风热用栀豉汤加味；太阳表寒里热用麻杏甘石汤；太阳表寒里饮用小青龙汤；太阴咳嗽用理中汤；少阴咳嗽用四逆汤；太阳里燥用麦门冬汤；阳明燥结咳嗽用调胃承气汤；阳明经热用白虎汤。有了六经分治，就抓住了万病之牛耳，正如咳嗽一证，按此辨治，不用止咳而咳止，疗效自然上乘。反之，没有六经思维，疗效自然大减。

第二，学习《伤寒论》不是紧密联系实践，而是脱离临床。讲起理论来头头是道，看起病来却束手无策。任何一门科学如果与实践相脱离，那再好的学说也只能是作摆设的屠龙之技。古语有言"熟读王叔和，不如临证多"。因此，必须将《伤寒论》与临床紧密联系起来，在实践中提高，在实践中增长才干。不然经方疗效根本与之无缘，或者最多只是零星半爪用一用，这只能在六经辨证论治的汪洋大海边拾几个贝壳或小鱼虾而已，须知六经深海中藏有蛟龙，这才是我们要追求的。愿广大中医人多运用经方于临床，作六经辨治深海中的弄潮儿。有了临床收获，获得了真知，兴趣必然大增。我们中医事业正需要千千万万善用经方的临床医家。

仲景在原序中写道："虽未能尽愈诸病，庶可以见病知源。若能寻余所集，思过半矣。"仲景评价自己的学说价值称百病能治愈者超过一半，这是谦辞。余则曰：有八成病可用伤寒方取效。其余不足部分可用其理论指导再行选方用药。这样必然是认证勿差，屡用达药，必至《内经》要求的"上工十全其九"，终乃大成。

虽然《伤寒论》的注本很多，但真的得用的善本确实不可多得。余《〈伤寒论〉临证发挥》一为学习笔记，二为应用经验。有很多条文都是自己几十年凝结的个人独立见解，或算得上一点小小发挥。为了能将《伤寒论》的精辟内容阐释清楚，余注释《伤寒论》采用了多种诠释法：①原文串讲法；②逻辑推理法；③阴阳哲学诠释法；④原文病脉证治表述法；⑤病案转述法；⑥《内经》、《伤寒论》一体法；⑦理论与临床病例结合法；⑧脉证比较鉴别法；⑨六经三焦分析法；⑩六经八纲、八法分析法。

“将升岱岳，非径奚为？欲诣扶桑，无舟莫适。”愿本书也起到舟楫和引路向导的作用，后学之人能从中获益则幸甚。爱人知人，愿“淳德全道”之《伤寒论》以施仁术于患难，叹仲景之学千古慈惠无穷。我们祖先遗留下来的这份珍贵医学遗产一定不能丢。阳关三叠曲，折柳送医人。执经问难，如坐仲师春风中。和鹊至妙，大道之行有根底。望同道们努力继承，认真学习，用经方六经病脉证并治治病，使“至道流行”于天下，加油！

陈代祥

2012年1月于贵州

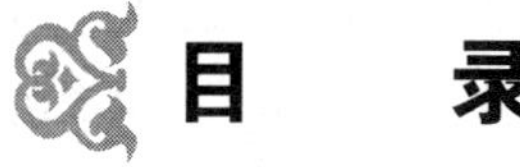

目　录

《伤寒杂病论》序

论曰：余每览越人入虢之诊，望齐侯之色，未尝不慨然叹其才秀也。怪当今居世之士，曾不留神医药，精究方术，上以疗君亲之疾，下以救贫贱之厄，中以保身长全，以养其生。但竞逐荣势，企踵权豪，孜孜汲汲，惟名利是务，崇饰其末，忽弃其本，华其外而悴其内。皮之不存，毛将安附焉？卒然遭邪风之气，婴非常之疾，患及祸至，而方震栗；降志屈节，钦望巫祝，告穷归天，束手受败。赍百年之寿命，持至贵之重器，委付凡医，恣其所措。咄嗟呜呼！厥身已毙，神明消灭，变为异物，幽潜重泉，徒为啼泣。痛夫！举世昏迷，莫能觉悟，不惜其命，若是轻生，彼何荣势之云哉！而进不能爱人知人，退不能爱身知己，遇灾值祸，身居厄地，蒙蒙昧昧，蠢若游魂。哀乎！趋世之士，驰竞浮华，不固根本，忘躯徇物，危若冰谷，至于是也。

余宗族素多，向余二百。建安纪年以来，犹未十稔，其死亡者，三分有二，伤寒十居其七。感往昔之沦丧，伤横夭之莫救，乃勤求古训，博采众方，撰用《素问》、《九卷》、《八十一难》、《阴阳大论》、《胎胪药录》并平脉辨证，为《伤寒杂病论》合十六卷。虽未能尽愈诸病，庶可以见病知源。若能寻余所集，思过半矣。

夫天布五行，以运万类，人禀五常，以有五脏，经络府俞，阴阳会通，玄冥幽微，变化难极，自非才高识妙，岂能探其理致哉！上古有神农、黄帝、岐伯、伯高、雷公、少俞、少师、仲文，中世有长桑、扁鹊，汉有公乘阳庆及仓公，下此以往，未之闻也。观今之医，不念思求经旨，以演其所知，各承家技，始终顺旧。省疾问病，务在口给，相对斯须，便处汤药。按寸不及尺，握手不及足；人迎、趺阳，三部不参；动数发息，不满五十。短期未知决诊，九候曾无仿佛；明堂阙庭，尽不见察，所谓窥管而已。夫欲视死别生，实为难矣。

孔子云:生而知之者上,学则亚之。多闻博识,知之次也。余宿尚方术,请事斯语。

【评析】《伤寒论》原序是张仲景《伤寒杂病论》总序,是一篇标准的古汉语医典范文。文中对学习中医的目的、治学精神、医德医风、哲学思想、本书的写作经过及本书的价值等都作了精辟的论述。其思想性、科学性都是难得的。对现今中医都有深远的教育和指导意义。其中心思想归纳有以下几点:

(1)赞美古代名医扁鹊的精湛医术,号召后世医家向名医们学习。

(2)批评当时社会上多数读书人不重视医学而追名逐利的社会风气,指出健康与名利是皮与毛的关系,没有健康就没有一切。

(3)珍爱自己的宝贵生命,不要轻易将它委付给追名逐利、学术水平不高的"凡医"听其摆布,以造成该书中误治变证、坏证的不良后果。

(4)中医的目的在于"爱人知人","爱身知己","上以疗君亲之疾、下以救贫贱之厄,中以保身长全"。

(5)伤寒外感疫病是当时人群死亡率最高的疾病之一,并列举了张氏家族的死亡统计以说明,即建安纪年以后十年间,二百多人的族民其死亡三分有二,伤寒十居其七。死亡惨重的伤寒外感病不但是民众之大敌还是医家之大敌,必须引起十分重视。

(6)"感往昔之沦丧,伤横夭之莫救",大量病患死亡激发了仲景学医著书推广其用的爱人知人的仁慈之心,这正是仲景著书的目的。

(7)《伤寒杂病论》是在前人经验和医籍参考下结合仲景的临床实践写出的。特别强调"撰用《素问》、《九卷》、《八十一难》"等,说明《黄帝内经》(简称《内经》)与《伤寒论》理论的一脉相承。

(8)对《伤寒论》的临床价值作了中肯的评价:"虽未能尽愈诸病,庶可以见病知源。若能寻余所及,思过半矣。"

(9)古代哲学体系阴阳、五行是中医理论核心,也是本书的指导思想，不下苦功夫是不容易掌握的。

(10)指出上古、中世及汉代名医有神农、黄帝、岐伯、伯高、雷公、少俞、少师、仲文、长桑、扁鹊、公乘阳庆、仓公。悲叹现今名医愈来愈少。这是中医严重的后继乏人、乏术状况。

(11)批评医生中的“各承家技”，故步自封、自以为是，“不念思求经旨”的浮躁学风，这是学术水平普遍不高的根本原因。

(12)临证马虎，“相对斯须，便处方药”，不认真搜集四诊资料，花言巧语应对病人。这是极不负责的作风，同时亦是误诊、误治的原因。

(13)批评孔子“生而知之者，上也；学而知之者，次也”的观点，指出“多闻博识”、“宿尚方术”才能获得真知。倡导知行合一、学而知之。指出临床实践是获得真本领的唯一途径。

(14)既然是《伤寒杂病论》总序，它亦是《金匮要略》(简称《金匮》)之序。《伤寒论》、《金匮要略》本为一书，因此，两书必须结合起来学习和运用，证与病相结合，皆上升到六经病脉证并治高度，方得仲景学术思想全貌。

第一章

辨太阳病脉证并治上

一、太阳之为病，脉浮，头项强痛而恶寒。

【评析】 此条为一切外感热病、传染病（无论伤寒或温病）在表的共有脉证。内伤杂病发展变化过程中，如果有太阳病表证证候亦当按此辨治。

主脉：浮脉。

主症：头项强痛而恶寒。

体表症状：头项强痛。

发热类型：恶寒。在表之热病均有发热见症，只是多少强弱不同而已，但仅有发热而不恶寒不能确立为表证。有一分恶寒就有一分表证。因此，恶寒是关键主症。仲景就省去发热次症。

为什么余也将此条作为温病的提纲？这是基于两点：一是6条中“太阳病，发热而渴，不恶寒者，为温病”，仲景将温病列入了太阳病范畴；二是余几十年来将六气之邪侵犯太阳之表均按太阳病论治，常收捷效。风寒、风热、湿气、暑湿、秋燥在表，均有浮脉、身痛。只是恶寒在风热、暑湿、疫邪中表现轻微。由于有这样的认识和经验，余才敢说此条为一切外感热病、传染病在表的共有脉证。余举几个例子：

（1）一患全身脱皮证，病人秋感风燥，口舌干燥，舌尖赤，轻度发热恶寒，舌体少津而偏绛，全身散在性脱皮，脉浮数，时值盛秋。余诊断为太阳表有风燥并阳明津伤之证，用芍药甘草汤加冬桑叶、菊花、银花、玉竹、龟板、石膏。六帖而愈。

（2）一病人于夏日常到河边洗澡，睡在湿地几小时不起，又经常食冷饭冷菜，突发恶寒、头身疼痛如裹，夏日仍以兽毛帽重戴其头，并时时呕吐，脉浮缓，舌苔白腻，太阳外湿与太阴内湿合病，以五积散一帖而愈。五积有麻、桂、朴、术之类，外散湿气，内消湿邪，正合病机。

(3)一老年妇女，左颌下一包块如鸡蛋大小，按之软，突然起病，西医查无感染炎症，也不知为什么一昼夜长得这样快，病人求治于余。余查脉寸浮而尺弱，诊断为太阳风气百疾并少阴气血本虚，以薯蓣丸改为汤剂，散风邪、扶正气，两帖全消。(《金匮》云："虚劳诸不足，风气百疾，薯蓣丸主之。")

(4)一患流行性感冒，汗出、脉浮数、发热、咽中灼痛，经用西药输液，病未减反增，恶心、呕吐，舌白而滑。此为太阳风热并太阴脾湿，以桔梗汤加板蓝根、金银花(双花)、薄荷、藿香、半夏，两帖愈。

(5)一流行性红眼病病人，目肿大如桃，目痒、目赤、流泪，外用各种消炎药不效。余查脉浮而紧，诊断为太阳风邪夹湿为病，以八味大发散治之，二帖愈。八味大发散主药为麻黄、生姜、细辛、白芷，汗之而愈。

病理：太阳经主表、主外，为人身之藩篱，为三阳经之最外层，尤国家之边境也。边境上驻扎自己的部队，敌人来犯，部队即起而御之。太阳经之护卫者，人身之阳气，即太阳经气也。外邪入侵，首先阳气起而抗之，外邪伤及卫阳，卫阳不得舒展，故恶寒。阳气与外邪争斗，则发热。邪气伤及太阳经所行路线则头项强痛。邪在体表，气血向外抵抗，故脉浮。因此，一切外感病、传染病，当从口鼻或皮肤经络侵犯人体之初，只要见到发热恶寒，两寸或左关脉浮并见头身疼痛身体不适，都属于太阳病表证。故后世医家将此条作为太阳病的提纲。

提示：

(1)《内经》云："百病之始生也，必先于皮毛。"病邪在表，只能从表发汗而解，即《内经》的"其在皮者，汗而发之"。

(2)此条为汗法提供了脉证依据。

(3)病邪通过形寒饮冷，或寒冷季节，或寒冷环境，或疫邪侵袭人体。侵袭通道为口鼻及皮肤腠理；六气中除了风、寒、温、热可袭太阳经外，暑、湿、燥、火亦可侵犯太阳经。《伤寒论》重点讨论风、寒二气侵袭人体的传变过程。余将其扩大而用。

(4)太阳经在表之邪，从汗出而解，这是唯一的，也是省事的。表邪传里提示病情加重，早期截断病势不向里传，这正是《内经》“善治者，治皮毛”的思想。

(5)内伤杂病在病势发展转变过程中如果有太阳表证则应按此原则治之。六经中阴阳转化，阳明、少阳、太阴、少阴、厥阴之证候转至太阳，其病由深转浅，由里转表，都可以从太阳汗解。因此，《伤寒论》不但是外感病的专著，而且也是内伤杂病的指南。特别在变证、坏证、兼夹证中更是离不开的。因此汗法在治疗中有广阔的前景，故仲景开篇将表证列出以警示后人。

(6)主脉为浮脉，即常脉。但表证中有极少数时出现变脉，如出现“脉阴阳俱紧”的紧脉(3 条)或 94 条中“脉阴阳俱停”的情况。

(7)太阳病表阳虚、少阴病里阳虚引起的恶寒为阳不足不能温布体表，为虚证，不可按表证治，宜加鉴别。

(8)太阳病有一种特殊热型，恶寒发热如疟，仲景称“若形似疟”(25 条)、“如疟状”(23 条)，冷一阵热一阵，既不同于疟疾，又不同于少阳病“往来寒热”，这是表证的一种特殊表现形式。

(9)小儿食积发热恶寒，民间称“食积摆子”，冷一阵热一阵，为阳明经气阻隔，上下不通，阳气郁闭不得伸展所致，当用消法，不可作表证看。

(10)西医输液出现的热原反应，亦为恶寒不止，不可作表证看。

(11)天气太冷，衣单而饥者，亦可出现恶寒打抖扣牙，亦不可作表证看。

(12)蛔厥(胆道蛔虫症)，有部分病人恶寒较重，但见四肢厥冷，还有胁下剧痛，此非表证，亦不难鉴别。

(13)西医诊断为肠伤寒的病人，常常恶寒怕冷，厚衣不除，切记不能误作表寒用麻桂，当按瘟疫在阳明大肠（热郁而外寒）治之。

(14)疮疡初起（包括小儿化脓性扁桃体炎、乳痈早期）有表证憎寒、无汗、高热不退，头身疼痛、脉浮数实，此证为太阳表寒合阳明气分热甚，故不能认做纯表而用辛温发汗法，当解表清里。

(15)“瘟疫初起，先憎寒而后发热，日后但热而无憎寒也……此邪热浮于经，不可认作伤寒表证，辄用麻黄、桂枝之类，强发其汗，此邪不在经，汗之徒伤表气，热亦不减。”（清代王光甸《寒疫合编》）

(16)伤寒表实、表虚多在冬季和早春发生；中国长江以北此类证型要多，温邪（包括暑湿）在南方及沿海一带要多。

二、太阳病，发热，汗出，恶风，脉缓者，名为中风。

【评析】 紧接着《伤寒论》就将太阳病表证的三个类型加以说明，先将太阳中风表虚列出，大凡具有发热、恶风、汗出、两寸脉或关脉出现浮缓者（亦见浮弱脉）(12 条)，皆为此证型。由于阳气衰少，营血亦不足，这样外邪乘虚而入，卫气不足则汗出，营血不足则脉缓，邪气与营卫之气交战则发热、恶寒、恶风、身痛。太阳表虚的汗出，与温病汗出不同。表虚汗出为营卫失和、风邪侵入，其为虚。温病汗出是温热之邪犯之，为实。温病还见口渴、口干、苔黄或舌尖赤、脉浮数等证候。太阳中风又与伤寒表实不同，伤寒表实阳气与邪气均实，故无汗、脉为浮紧，这与伤寒中风脉浮缓不同，一为实，一为虚。虚者，精气虚也；实者，邪气实也。故治疗各异。

个别情况下，中风脉象亦可出现非浮缓常脉，而出现虚弦见数之变脉。余治疗一例女性老年病人，平素太阴素虚，后于冬季用酒剂中药外包治疗腰椎骨质增生，因酒湿冷浸皮肤，随即发热汗出恶寒，全身疼痛及心中、胃中不适，一月不除，查脉并没有浮缓脉，而是虚弦见数。余犹豫不敢开用桂枝汤，以补中益气汤望甘温以除热，服后无效。余才毅然用桂枝汤减生姜（曾用生姜擦皮肤而汗出更甚，故减桂枝汤中生姜不用）加白术、陈皮、砂仁，服后即效。

三、太阳病或已发热，或未发热，必恶寒，体痛，呕逆，脉阴阳俱紧者，名为伤寒。

【评析】 太阳病伤寒证型为发热轻、恶寒重，有时早期不发热，但一定有恶寒的证候。因此，恶寒为伤寒表证的主症，寒邪束表则身痛，郁于肺则咳则喘，阳被寒束不得伸张则脉重按轻取皆紧。风寒之邪侵犯太阳经，肺气受寒，还当有咳喘见症，亦有舌苔白润，小便清长的症状。仲景虽然未列出，但治疗咳喘用麻黄汤加干姜、细辛，常常一剂知、二剂已。如因有发热就妄用清法治之则为逆，往往无效，甚至出现冰伏，其邪转生诸证。瘟疫初起亦有形似伤寒表证，恶寒发热，不可错认伤寒表证，投麻、桂必误大事，古人称"不知瘟邪忌发汗，麻黄桂枝作砒看"。瘟疫憎寒壮热、脉数实、汗出、寒温之间，相隔天渊，颠倒治之，必生祸端，必须注意鉴别。太阳表实主脉为浮紧。变脉为"阴阳俱紧"的紧脉，亦偶见类似温病在表的变异脉"浮数脉"（49 条），一定要注意鉴别。

四、伤寒一日，太阳受之，脉若静者，为不传；颇欲吐，若躁烦，脉数急者，为传也。

【评析】 太阳表证阶段，按一般传经的顺序是一日太阳，二日阳明，三日少阳。如果在此阶段的第一天过去脉象仅为浮紧，这是没有内传的征兆；如果发生脉数急，想吐，并有烦躁的证候，则为内传肺里化热或入阳明经。表邪全尽的用白虎汤清之，表邪仍在又躁烦者用大青龙汤解表清里。如果出现脉弱苔滑烦躁为转入太阴，又宜温中，理中剂治之，这与大青龙汤一实一虚相对。虚寒里证若用大青龙汤则为逆。这是太阳病入里转虚的情况，一定要注意区别。现在很多病人在患风寒表实证时，往往找西医打针输液，西药抗生素多为苦寒药，再加之大量液体进入人体，经过几天治疗，往往转为太阴虚寒，此时用理中法治之，效果都非常好。

五、伤寒二三日，阳明少阳证不见者，为不传也。

【评析】 太阳表证二三日后，没有其他各经的证候者，说明仍在本经，仍当按本经病汗法治之。临床中发现有在本经不移的病例长达三年之久者，这说明一日太阳、二日阳明、三日少阳的规律仅属一般情况，另外尚有特殊情形，临证时务须注意。实际上病人二三日不求医者少，多数要找医生治疗。如请中医治之，从汗而解之，病当痊愈。如果找西医打针输液，不出几日并有内传的可能，多半是化寒化湿转虚，又当视病情而治之。

六、太阳病，发热而渴，不恶寒者，为温病。若发汗已，身灼热者，名风温。风温为病，脉阴阳俱浮，自汗出，身重，多眠睡，鼻息必鼾，语言难出。若被下者，小便不利，直视失溲。若被火者，微发黄色，剧则如惊痫，时瘈疭。若火熏之。一逆尚引日，再逆促命期。

【评析】 本条阐述温病的类型。其脉候为两寸脉或左关脉为浮数，发热重、恶寒轻，并伴有口干、口渴的症状，舌尖赤。此证型当用凉解药，禁用辛温劫汗，否则必致身体灼热，脉数急，汗大出，体重多眠，呼吸有鼾声，声音嘶哑，甚至动血等。这是误治导致的"风温"变证，此时当用凉解养阴之剂救之，病必转愈。如果一错再错，用攻下药，就会因下伤阴引起小便不利，瞪眼直视。若再用火熏之以取汗，就会造成医疗事故而危及病人生命。温病在表，禁用辛温发汗，禁火法劫汗，禁攻下法，这是原则。务川县 20 世纪 50 年代，有一儒医治疗一申姓女孩风热感冒，误用辛温麻桂发汗，导致咯血而亡，可见仲景反复强调是有临床依据的。此条虽然未列治疗方剂，但原则禁忌提出来了，这为后世温病学家提供了理论依据，从而发明了银翘散、桑菊饮辛凉解表以治温病在表之剂，补充完善了仲景的热病治疗内容。

伤寒与温病，不可混治。温病在表禁辛温劫汗，误治见于此条。两者区别,清代俞根初云:"伤寒一发汗而表寒即解。温热一发汗而里热愈炽。故伤寒以发表为先,温热以清里为主。伤寒多伤阳,故末路以扶阳为急务。温热多伤阴,故末路以滋阴为要法。扶阳滋阴,均宜侧重阳明。"可谓要言不烦。

七、病有发热恶寒者,发于阳也;无热恶寒者,发于阴也。发于阳七日愈,发于阴六日愈,以阳数七,阴数六故也。

【评析】 此条注家见解各异。余认为外感之邪侵犯人体或发于阳或发于阴,全凭阳气的盛衰决定,阳气旺盛在初起就可出现阳实的证候"发热恶寒",阳气衰弱初起时就会出现阳虚的证候"无热恶寒"。此条非常重要,把握阳气盛衰的关键,可以了解为什么病邪侵犯人体表现出太阳表实,有的表现为表虚,有的表现太阴虚寒,有的表现为阳明里实。此条为全书的总纲,大凡三阴三阳,三百九十八条皆为之统摄。阳有余三阳为病,阳不足三阴为疾。

发于阳和发于阴两种情况的痊愈时间全凭病势强弱、阳气盛衰以及治疗当否而定。阳七阴六的痊愈时间当活看,不可拘于此限。

八、太阳病,头痛至七日以上自愈者,以行其经尽故也。若欲作再经者,针足阳明,使经不传自愈。

【评析】 外感病在表阶段,脉浮身疼痛到七天以上自行痊愈,这是太阳经本经经气已行、经气完毕的缘故。如果七天以上头身疼痛仍没有好转就有从太阳传入阳明的可能,此时应当针刺阳明经穴,如足三里,使阳明经气旺盛,邪气就不能传入。病邪仍在太阳经,再用汗法治之,其病可愈。一般来讲,病人不会等到一周不去找医生治疗,因此,如果误治发生变证,就得按经施治。如果要预防病势来复,还可用葛根汤以预防,麻、桂解表,葛根撤阳明经热,表邪尽,阳明之热得清,则不可传也。

九、太阳病,欲解时,从巳至未上。

【评析】 在预测外感表证减轻或自行痊愈的时间上,仲景提出一个时间概念，古老的看法是六经欲解，起止各占三时，太阳巳午未，阳明申酉戌，少阳寅卯辰，太阴亥子丑，少阴子丑寅，厥阴丑寅卯。是否是这个规律，有待临床观察。余认为有病早治为好，不要坐等阴阳自和、自解于自旺三时，因为有些表证是疫病引起的。疫病古有“走马看瘟疫”变化快的特点，稍有疏忽很可能内传加重。上工治未病，早期截断病势，将疾病消灭在萌芽状态乃为大医。

关于六经各解时间的193条阳明，272条少阳，275条太阴，291条少阴，328条厥阴，都当灵活看待。正复邪退要看病势强弱、阴阳自和的能力，治疗当否是关键。皆须早期预防、早期治疗，特别是三阴虚寒证，往往发展成三阴阳脱危候，不可大意。从仲景此条中悟出六经各病治愈后的善后法必须引起注意，太阳病的善后法以培土养阳的理中汤、建中汤；阳明病的善后法以培土养阴的麦门冬汤或竹叶石膏汤；少阳病的善后法以柴胡合理中汤；太阴病的善后法以理中丸；少阴病的虚寒善后法为四逆加人参汤；少阴病热化证的善后法为黄连阿胶汤；厥阴寒热错杂的善后法用乌梅丸。明白六经正治必须懂得善后之治，六经病的治疗才算至臻完善。

十、风家，表解而不了了者，十二日愈。

【评析】　体虚患有风寒表虚证，经用桂枝汤治疗其症状均消失，仅剩下心里有点不舒适，如果要让它自行痊愈，那么要十二日左右解除。这是六经再传本经自旺则愈的规律。但一般病人等不到那么长的时间就会去求医生治之，如果又用抗生素输液打针很可能转入太阴湿化，这就当用理中汤加苍术、砂仁、苡仁之类理中化湿为妥。

一一、病人身大热，反欲得衣者，热在皮肤，寒在骨髓也；身大热，反不欲近衣者，寒在皮肤，热在骨髓也。

【评析】　鉴别寒热真假，在疾病治疗中极为重要，真热真寒关乎用药虚实，真热宜清宜下，真寒宜温宜补。天壤之别，关乎生死。真假寒热只有到混淆不清时，才宜注意鉴别。仲景在这里提出欲近衣和不欲近衣为鉴别要点，一派假热近衣者为真寒，一派假寒不欲近衣者为真热。临床中这一点还必须结合其他脉证相参，乃为全面。如口渴而喜热饮，饮水不多，此口渴为假热真寒。烦躁甚，按之则静为假热，按之反甚为真热。面赤如朱，索水而不欲饮，小便自遗，下肢冰冷，寸浮虚而尺脉沉弱者，为虚寒阳脱的假热真寒。（余在20世纪70年代曾见一例西医诊断为慢性肾炎的女病人晚期出现面赤戴阳下肢冰冷、小便自遗证候，这是少阴虚寒戴阳证）

一二、**太阳中风，阳浮而阴弱。阳浮者，热自发，阴弱者，汗自出，啬啬恶寒，淅淅恶风，翕翕发热，鼻鸣干呕者，桂枝汤主之。**

桂枝三两，去皮　芍药三两　甘草二两，炙　生姜三两，切　大枣十二枚，擘

上五味㕮咀，以水七升，微火煮取三升，去滓，适寒温，服一升。服已须臾，啜热稀粥一升余，以助药力。温覆令一时许，遍身漐漐微似有汗者益佳，不可令如水流漓，病必不除。若一服汗出病差，停后服，不必尽剂。若不汗，更服依前法。又不汗，后服小促其间，半日许，令三服尽。若病重者，一日一夜服，周时观之。服一剂尽，病证犹在者，更作服。若汗不出，乃服至二三剂。禁生冷、粘滑、肉面、五辛、酒酪、臭恶等物。

【评析】 古今剂量各家说法不一，余的体会以一两等于今之3～5克为宜。体质差的或病轻的用3克换算；体质强的或病重的可用到5克（特殊情况下，按一两等于15克计算）。桂枝去皮历来有争议，桂枝药性在皮，皮入皮毛，不宜去之。芍药宜用白芍不用赤芍，因白芍养阴补营血，赤芍凉血散血，不相宜也。大枣十二枚每枚3～5克，合计36克以上，如果一两仅3克，桂枝仅有9克，则与之比例失调，用5克桂枝则有15克，这样大约为大枣的一半，这就合情理。大枣皮坚厚，必须擘破，否则药性不易煎出。仲景煎药用水，有人考证一升约等于200毫升，以水

七升，就有1400毫升水，近1500克水，一律按一两等于5克计，桂枝汤总量有85克，将近1500克水煎85克药不合情理。故当水减其半方可。仲景方的剂量比例和煎煮、服法、禁忌交代非常细致，药物剂量应当从实际出发，灵活掌握。桂枝汤为《伤寒论》第一方，表虚证第一方，为营卫不足感受风寒之邪而设，但同时又是温运营血第一方。以此方为基础化裁出的桂枝类方有桂枝加桂汤、桂枝加芍药汤、桂枝加大黄汤、桂枝加附子汤、桂枝加芍药生姜各一两人参三两新加汤、桂枝加厚朴杏子汤、桂枝加葛根汤、桂枝甘草汤、桂枝去芍药汤、桂枝去芍药加附子汤、桂枝去桂加茯苓白术汤、桂枝甘草龙骨牡蛎汤、桂枝去芍药加蜀漆牡蛎龙骨救逆汤、茯苓桂枝甘草大枣汤、小建中汤、桂枝麻黄各半汤、桂枝二麻黄一汤、桂枝二越婢一汤等。总之，以温运营血为要旨，营中有寒则宜，营中有热则禁，若用之则以热助热，引动血热而成亡血失血之误。吴鞠通温病在卫用之，余不敢苟同。温病在表在卫忌辛温麻桂，切记。内伤杂病营卫失和、营卫虚寒的所有疾病皆可用桂枝类方，因此，桂枝汤方类有广泛的应用天地。

关于桂枝去皮一事，余一学生来信称：桂枝是《伤寒论》使用频率最高的药物之一，仅次于甘草居第二位，这就值得认真研究。以前对桂枝注明“去皮”，深感迷惑，不知道怎么办。现托人在成都荷花池中药市场买到各种桂枝带来，仔细观察，发现所称“小油桂”应该是桂树细枝的皮，其表面有一层青色薄皮已经刮掉，露出红色的肉皮，香气浓烈，每公斤十六元；大油桂是树干皮，每公斤四十五元，粗枝皮每公斤二十五元，中枝皮每公斤十元。刮掉表皮的桂枝，就是《千金》常讲的桂心，仲景讲桂枝去皮估计就是这个，价格每公斤十六元。

学生某用桂枝汤治疗一案：安顺一男子痉挛抽搐，贵阳某大医院诊断为“甲状旁腺功能减退”，经治无效。用桂枝汤加苓、术、附鼓舞阳气，去其水毒，居然幸中，评曰：此证病在太阴、厥阴气分、血分。病因为阳虚水瘀结于筋脉。气分阳虚不养筋，附子、白术任其职，血分水瘀凝结、筋脉失和则桂枝汤加术、苓堪其用。本病当有阳虚痰瘀见证，否则不可断其治。

一三、太阳病，头痛，发热，汗出，恶风，桂枝汤主之。

【评析】 桂枝汤证的用药标准，发热怕风怕冷同时出现，还见头身疼痛不适，脉轻取浮缓，重按见弱，舌苔白，舌质淡，汗自出。卫气虚则重按见弱，弱则卫气不固而汗自出，营血不足则脉缓，卫气与邪气交争于表则脉浮。外邪束表则头身疼痛，邪气干扰肺气与胃气则鼻鸣干呕。怕冷用"啬啬恶寒"来形容，怕风用"淅淅恶风"来形容，发热用"翕翕发热"来形容，临床中应注意证候的细微变化。总之，桂枝汤证的主要病理是卫气营血不足，而又感受风寒外邪，这与玉屏风散证仅为卫气不固，外感风邪常汗出而脉弱不缓，面色晄白，且易于感冒是有区别的。桂枝汤证的主要病理是卫气与营血两不足，而又感受外邪；玉屏风散证仅为卫气不固，风邪来乘，营血不伤，宜注意区别。

根据清代同治年间遵义凤朝门新庙存版《大生集成》王绳武先生经验，本方常加入陈皮、砂仁、半夏、白术之类以保太阴，用之更佳。王绳武经验，小儿感冒风寒加苏叶、陈皮。

桂枝汤证的服药有几条要求：

(1)服药后须服稀粥护胃以助药力。

(2)盖被一会儿以发汗。

(3)微微汗出不可大汗。

(4)汗出则停服，不可尽剂。

(5)禁食生冷油腻肉面五辛酒酪臭味等，只宜清淡食物以养胃液，切莫增加胃气的负担。

一四、太阳病，项背强几几，反汗出恶风者，桂枝加葛根汤主之。

葛根四两　麻黄三两，去节　芍药二两　生姜三两，切　甘

草二两，炙　大枣十二枚，擘　桂枝二两，去皮

上七味以水一斗，先煮麻黄、葛根，减二升，去上沫，内诸药，煮取三升，去滓。温服一升，覆取微似汗，不须啜粥，余如桂枝法将息及禁忌。

【评析】 本条讲的是桂枝汤证的兼证治疗。太阳中风汗出脉浮缓，头身疼痛，舌苔白，舌质淡，又增加颈项及背部拘急牵强疼痛，活动不适，这是风邪侵入太阳经，津液受伤不能润养经脉所致，就用桂枝加葛根汤主之。桂枝汤治疗主证，葛根生津养筋，舒展经络。方中有麻黄，后世医家主张不用。因汗出忌麻黄，用麻黄必汗多更劫津液，致经脉失养更重。本方桂枝、白芍各二两，比桂枝汤各少一两，少用在于调和营卫，重点突出葛根用四两以养经脉。这里的桂枝汤又与前面的桂枝汤不一样。辨治是何等精细，一点马虎不得。本条在杂病中可用于落枕颈项强痛和颈椎突出或增生。落枕用此方加羌活，增生突出加化瘀血药如桃仁、赤芍、红花之类和补肾壮骨药如骨碎补、续断等。

一五、太阳病，下之后，其气上冲者，可与桂枝汤，方用前法。若不上冲者，不得与之。

【评析】 病人有桂枝汤证的临床表现，当用调和营卫解肌法，这是正治法。怎么会用攻下法呢？这种医疗错误实在不应犯，可见仲景时代就有善用攻下的医者。表从表解，这是原则。仲景在很多条中反复言及，可见庸医误人不少。在临床中有的病人感冒后常自用黄连上清丸及肠清茶之类的清下药，病不退而加重。这是应当防范的。桂枝汤证用攻下药，病人觉得胸中有气往上冲，这说明正气未大伤，邪气未有内陷，表证仍在，仍然可以用桂枝汤纠正，若气不上冲，就不能用桂枝汤治疗。此时应当怎样挽救呢？当视病情而定。泄泻不止者，邪入太阴脾虚者，理中汤主之。表邪仍在而太阴又伤者，理中汤加桂枝。总之，知犯何逆，随证治之。

一六、太阳病三日，已发汗，若吐、若下、若温针，仍不解者，此为坏病，桂枝不中与之也。观其脉证，知犯何逆，随证治之。桂枝本为解肌，若其人脉浮紧，发热汗不出者，不可与之也。常须识此，勿令误也。

【评析】 太阳表证，无论用桂枝汤或麻黄汤，只要能区分表实表虚用药，这本来没有错。但不能太阳表实用桂枝汤，以犯实实之戒；太阳表虚用麻黄汤，以犯虚虚之戒。为什么要用吐法呢？病已三日，有内传的可能，或入阳明或入少阳，无论太阳、阳明、少阳，皆不宜用吐法，此庸工之错也。如入阳明胃腑，用下没有错，若在阳明经用下亦为错。不管怎样，若桂枝汤证用温针劫汗，此错也。医家不明病位、虚实，汗、吐、下、温针杂投，必然病势不服，伤及正气和阴液。乱投误治必成坏病，吐法伤及胃阳，下法伤及脾阳和胃阴，或成阳虚证，或阴阳两虚证，或寒热虚实错杂证。这些坏病此时就不是一个桂枝汤能解决的。此时病证各异，仲景提出“观其脉证，知犯何逆，随证治之”的大原则。《伤寒论》太阳表证重点讲汗法的适应证、注意、禁忌、将息等，并对滥用汗法、吐法、下法、烧针、温针造成的坏病进行挽救治疗。这些宝贵经验对内伤杂病的治疗都有很好的借鉴作用。

一七、若酒客病，不可用桂枝汤。得之则呕，以酒客不喜甘故也。

【评析】 嗜酒的人患桂枝汤证时，不能投桂枝汤。这是因为酒为湿性之物。湿气在脾，舌苔白腻或水滑，此时太阴脾湿喜燥恶湿，甘者入脾更生湿气，故嗜酒者多不喜食甜物，见甘则恶则吐。桂枝辛甘，甘草甘平，大枣甘平，许多甘物，用之自然必吐无疑。仲景没有交代治法，根据病情当属太阳表虚、太阴脾湿两经合病，当用王绳武法桂枝汤加砂仁、半夏、陈皮、白术温燥化湿，和中解表。余的临床体会，嗜酒的人患桂枝汤证时用桂去皮的桂心，去皮桂心药性变薄，不助湿气。现代人饮食不忌，生冷杂投，饮料啤酒猛饮，太阴脾湿病人太多，单纯桂枝汤证少，两经合病太多，临床宜注意合治。

本条当与19条比较，“凡服桂枝汤吐者，其后必吐脓血也”。本条为湿邪相拒而吐，并不引动失血。病机不一，证情就不一样了。

一八、**喘家作，桂枝汤加厚朴、杏子佳。**

【评析】 来了一个病人，仲景诊其脉，浮缓无力，见其舌淡苔白润，问其有发热恶风汗出，又见其喘促不止；病人述说哮喘多年，时发时止，此次因感冒而作。仲景告诉他这是表虚感受风寒、肺气不降引起的，治当用桂枝汤解表，加杏子、厚朴宣降肺气，其病可愈。桂枝加厚朴杏子汤原方为：桂枝三两（去皮），甘草二两（炙），生姜三两（切），芍药三两，大枣十二枚（擘），厚朴二两（炙，去皮），杏仁五十枚（去皮尖）。杏仁一枚约等于0.3克，去皮尖约等于0.2克，五十枚则为10克。厚朴一两按5克计亦等于10克。方就按这个剂量算。愈后注意保暖。吃一些羊肉炖干姜、当归、黄芪一类温补食物，增强抵抗力，这个慢性哮喘病就少发或不发。哮喘一病，表虚、表实、内有饮邪、肺有热邪及三阴虚寒皆可见之，必须认真勿差，各司其属。

一九、**凡服桂枝汤吐者，其后必吐脓血也。**

【评析】 由于桂枝辛甘温，生姜亦辛温，两药皆燥热劫营动血，故里热甚的阳明经腑热邪及肺热炽者用之则会出现咯血或呕血，古人云“桂枝下咽，阳甚则毙”，这是必须注意的。桂枝汤禁忌中最关键的是不能用于气分热甚和营血中有热以及温病在表，误投必犯“热热”之戒，会造成医疗事故。由于内热炽甚，桂枝下咽，必吐，阳与阳相隔，这是机体的自我保护，赶快停药，如引动咯血、呕血可用白虎汤加水牛角、丹皮、赤芍、生地、白茅根救之。现代称的亡血家如支气管扩张咯血、钩端螺旋体病咯血以及肺结核咯血皆禁用桂枝汤。

二〇、**太阳病，发汗，遂漏不止，其人恶风，小便难，四肢微急，难以屈伸者，桂枝加附子汤主之。**

桂枝三两，去皮　芍药三两　甘草三两，炙　生姜三两，切

大枣十二枚，擘　附子一枚，炮，去皮，破八片

上六味，以水七升，煮取三升，去滓，温服一升。本云，桂枝汤，今加附子。将息如前法。

【评析】 太阳表实证，用麻黄汤治疗为正。但在发汗多少上一定要把握分寸，发汗到全身微汗出即可，不能大汗不止。大汗出，阴伤则阳无所附，必然导致阳气耗泄，从而引起怕风（与寒在表不同），津液伤后则小便不利，即“阴伤则小便难”。阳气者，柔则养筋，阳伤则筋脉失养而四肢拘急、伸屈不利。此证由实转虚，自当用桂枝加附子汤治疗，桂枝和营，附子温经固阳。六经的虚实寒热互相转化，灵活看待六经病，这是读懂《伤寒论》的要诀。如果大汗不止，内耗阴津致燥，内灼阳明，还可能转化成阳明燥实证，这时又当用下法，一虚一实判若天渊，六经不活看可乎？

二一、**太阳病，下之后，脉促胸满者，桂枝去芍药汤主之。**

桂枝三两，去皮　甘草二两，炙　生姜三两，切　大枣十二枚，擘

上四味，以水七升，煮取三升，去滓，温服一升。本云，桂枝汤，今去芍药。将息如前法。

【评析】 太阳表证本应汗法治之，怎么会用攻下药呢？这种低级错误实在不能原谅。攻下药苦泄里阳，若胸阳被伤，就会出现脉急促而胸部懑闷，当用桂枝汤去柔阴碍阳的芍药治之。此处不在调和营卫，而在温胸阳而利肺气。此方可借用于冠心病脉促急而无力（心动过速），胸前懑闷属于胸阳不振无以推动心脉者。（阳虚脉促一定是举按无力；阳虚亦可出现脉迟无力。两种病脉皆可见于临床）

二二、**若微寒者，桂枝去芍药加附子汤主之。**

桂枝三两，去皮　甘草二两，炙　生姜三两，切　大枣十二枚，擘　附子一枚，炮，去皮，破八片

上五味，以水七升，煮取三升，去滓，温服一升。本云，桂枝汤今去芍药加附子。将息如前法。

【评析】 接上条证候脉促胸满又出现轻微怕冷，这是有阳气受伤的缘故，故宜在上述方内加附子以温阳，阳复则怕冷自除。仲景用药，始终遵循临床病情变化，增减得宜，丝丝入扣，此非大医不能。上述冠心病若见阳虚者又当用此方为好。

二三、**太阳病，得之八九日，如疟状，发热恶寒，热多寒少，其人不呕，清便欲自可，一日二三度发。脉微缓者，为欲愈也；脉微而恶寒者，此阴阳俱虚，不可更发汗、更下、更吐也；面色反有热色者，未欲解也，以其不能得小汗出，身必痒，宜桂枝麻黄各半汤。**

桂枝一两十六铢，去皮　芍药　生姜，切　甘草，炙　麻黄各一两，去节　大枣四枚，擘　杏仁二十四枚，汤浸，去皮尖及两仁者

上七味，以水五升，先煮麻黄一二沸，去上沫，内诸药，煮取一升八合，去滓，温服六合。本云，桂枝汤三合、麻黄汤三合，并为六合，顿服。将息如上法。

【评析】 太阳表证，禁清、禁下、禁吐，误治必成坏证，内传他经，治宜按经施治。如果太阳病拖得时间太长，七八日后，出现发热时间长、恶寒时间短，像疟疾那样，但病人大小便正常，发热恶寒一天发作二三次，这是太阳病似疟的情况，这时主要以脉象来判断。脉微缓者，为太阳病将要痊愈的征兆，脉和缓为太阳阳气来复；若微弱而怕冷，这就是久病伤及阴阳二气，这时不可用汗法，更不能误用下法、吐法，如果妄用，阴阳两伤甚至阴阳两脱，此时当用茯苓四逆救逆。如果病人面部潮红，说明表邪还未解除。由于汗出不畅，所以还有外邪游行皮腠之间而出现全身发痒的症状，此时不宜单用麻黄汤（祛邪而不养营），单用桂枝汤亦不宜（养营而不祛邪），只好将既和营又祛邪两方合用减三分之一量，轻取以解肌表怫郁之邪，营卫气和，则痒自除。此方可用于荨麻疹遇冷即发的病人，用之得当，常可获效。慢性者可加黄芪、乌梢蛇之类搜风固本。

二四、太阳病初服桂枝汤，反烦不解者，先刺风池、风府，却与桂枝汤则愈。

【评析】 服桂枝汤后病人不但症状不减轻，反而增加心中烦乱，这是表邪太盛，邪正剧烈相争，故而阳气郁闭心中烦乱，这时当用针刺法取风池、风府两穴，疏通经气，然后再服桂枝汤，就不会出现烦乱的症状了。这里要提醒一下，一般病人见到服药后有不良反应，以为处方不对路，或告诉医生更换方药，或放弃治疗另求他医；医生这时切莫慌张，药对路时有个别人反而出现症状加重，这在中医临床上称做“斗药”现象。药与病邪相斗，邪气不服输，正气不相让，一旦正气占上风，邪气便自己退去，斗药现象自然消除。医生没有定见，必然改弦更张，终致失败。斗药现象一般时间都很短，如果方药不对路，出现的症状时间要长，且逐步加重，两者之间的鉴别全凭胆识和经验，非老辣者不辨。

风池为少阳胆经穴位，风府为督脉经穴，为什么独取这两经穴而不取太阳经穴呢？少阳为半表半里，风池可和解表里之邪，同时能预防太阳病传入，《内经》又有“十一脏取决于胆”之说，少阳得疏，太阳经气得畅；风府为督脉经穴，督脉有统领全身阳气的作用，督脉通自然太阳经气得通。仲景用药的同时，加用针刺疗法，这种针药同用的思路正好体现了《内经》“圣人杂合以治”的观点。

二五、服桂枝汤，大汗出，脉洪大者，与桂枝汤，如前法。若形似疟，一日再发者，汗出必解，宜桂枝二麻黄一汤。

桂枝一两十七铢，去皮　芍药一两六铢　麻黄十六铢，去节
生姜一两六铢，切　杏仁十六个，去皮尖　甘草一两二铢，炙
大枣五枚，擘

上七味，以水五升，先煮麻黄一二沸，去上沫，内诸药，煮取二升，去滓，温服一升，日再服。本云，桂枝汤二分，麻黄汤一分，合为二升，分再服。今合为一方，将息如前法。

【评析】 服桂枝汤后，本应微似汗则可，但出现大汗不止，

则违背了桂枝汤的取汗要求。汗大出伤及气阴，出现烦渴不解，脉洪大，说明太阳病因汗出过多转入阳明化为里热，这时当用白虎加人参汤治之，白虎清里热，人参生津止渴，两全其可（参见26条）。如果大汗出，而脉仅见洪大，无烦渴引饮的情况，说明没有传入阳明，就不能用白虎加人参汤。显然，此处的脉洪大，应当是轻取洪大、重按虚弱，符合桂枝汤证的脉候。白虎汤证的脉洪大与此处变局桂枝汤脉洪大有虚实之别。同时还可从发热的证型来分别，白虎汤证的发热是从里向外蒸热，同时没有恶寒的现象；桂枝汤证的发热当有恶寒相伴。由于大汗伤及营阴，麻黄汤当少，桂枝汤当重，故桂麻比例为2∶1。

二六、服桂枝汤，大汗出后，大烦渴不解，脉洪大者，白虎加人参汤主之。

知母六两　石膏一斤，碎，绵裹　甘草炙，二两　粳米六合　人参三两

上五味，以水一斗，煮米熟，汤成，去滓，温服一升，日三服。

【评析】　仲景碰到一个病人，陈述他在别处因感冒发热恶寒汗出身痛，开了一剂桂枝汤服后大汗不止，今晨起来发热汗出，就想喝冷水，喝了许多又想喝，总不解渴。仲景按其脉洪大，察其舌黄而干，身有汗，尺肤热。仲景告诉他，前面的医生开方没有错，只是你服多了，大汗伤阴转入里热而引起的。不要紧，我给你开一剂白虎加人参汤，服后便会痊愈的。药抓好后，仲景要病人加一把粳米一道同煎，米熟汤成就可以了。一日三次即可。每次一小碗。

《伤寒论》不但是一部治疗外感病和内伤病重要经验总结的经典，同时有方有症的条文又是临床中生动活泼的病案记录。将它转化为病例来理解，更显得亲切易懂。

二七、太阳病，发热恶寒，热多寒少，脉微弱者，此无阳也，不可发汗。宜桂枝二越婢一汤。

桂枝，去皮　芍药　麻黄　甘草各十八铢，炙　大枣四枚，

擘　生姜一两二铢，切　石膏二十四铢，碎，绵裹

上七味，以水五升，煮麻黄一二沸，去上沫，内诸药，煮取二升，去滓，温服一升。本云，当裁为越婢汤、桂枝汤，合之饮一升，今合为一方，桂枝汤二分，越婢汤一分。

【评析】 太阳表虚证，其发热恶寒是寒多热少，现在是热多寒少，说明表邪有一部分入里化热，形成了外寒里热的两感证。用桂枝汤解表，再用越婢汤中的石膏清里，由于两阳合病，就不能用二方的重量，将桂枝汤的四分之一与越婢汤的八分之一相结合，取名桂枝二越婢一汤，轻取用之，表里两解则愈。如果出现脉象微弱，表明阳气不足，就不能用发汗的方法，自然也不能用桂枝汤以犯虚虚之戒。如果出现这种情况，轻者可用桂枝汤加附子治之；里阳虚重者，可用四逆汤治疗。

二八、服桂枝汤，或下之，仍头项强痛，翕翕发热，无汗，心下满微痛，小便不利者，桂枝去桂加茯苓白术汤主之。

芍药三两　甘草二两，炙　生姜，切　白术　茯苓各三两　大枣十二枚，擘

上六味，以水八升，煮取三升，去滓，温服一升，小便利则愈。本云，桂枝汤，今去桂枝加茯苓、白术。

【评析】 太阳表虚证用桂枝汤治之，病情没有好转，反而出现无汗的症状。粗工以为病邪入里而用下法，下法导致胃阳内伤，水饮内作，水停心下则胀满微痛，水聚下焦则小便不利，此时病人仍然有头项强痛，翕翕发热的表证证候，这是误治造成的表虚兼内饮的两感证。治当外解表邪、内化水饮，用桂枝汤解表，再加茯苓、白术健脾利水。今此方去桂不妥，桂为解表主药，又能化气行水，一药两用，岂可去之？要去就去芍药，此药柔阴阻碍水饮。要么就减芍药剂量加入茯苓、白术即可。总之白芍碍阴，不可重用。学习《伤寒论》当一切从实际出发。仲景书几经战乱，原书丢失，后人校简，或有失误。

学生某就“去桂去芍”询问余：“《伤寒论》之 28 条，原文是去

桂加苓、术。有人说不是去桂是去芍，代表人物如吴谦；有人说没错就是该去桂，代表人物刘渡舟；成都中医学院（现称成都中医药大学）讲义主张什么都不去，直接在桂枝汤加就是，临床证明疗效更好。老师认为哪个主张更好？”余以上注释已经回答了这个问题。

此方可治疗慢性胃炎属于水饮停聚心下之疼痛胀满证。既是水停心下引起的，就不要用枳壳、厚朴、木香之类破气消胀理气止痛药，病机不同，治疗各异。

二九、伤寒脉浮，自汗出，小便数，心烦，微恶寒，脚挛急，反与桂枝欲攻其表，此误也。得之便厥。咽中干，烦躁吐逆者，作甘草干姜汤与之，以复其阳。若厥愈足温者，更作芍药甘草汤与之，其脚即伸。若胃气不和，谵语者，少与调胃承气汤。若重发汗，复加烧针者，四逆汤主之。

甘草干姜汤方

甘草四两，炙　干姜二两

上二味，以水三升，煮取一升五合，去滓，分温再服。

芍药甘草汤方

芍药　甘草各四两，炙

上二味，以水三升，煮取一升五合，去滓，分温再服。

调胃承气汤方

大黄四两，去皮，清酒洗　甘草二两，炙　芒硝半升

上三味，以水三升，煮取一升，去滓，内芒硝，更上火微煮令沸，少少温服之。

四逆汤方

甘草二两，炙　干姜一两半　附子一枚，生用，去皮，破八片

上三味，以水三升，煮取一升二合，去滓，分温再服。强人可大附子一枚，干姜三两。

【评析】　病人来就诊的时候，医生见到他脉浮、汗出、微恶寒，以为是桂枝汤证的适应证，结果服药后，出现四肢冰冷、咽干

烦躁、欲吐，显然是医生诊断上有误。病人除了以上症状外，还有小便频数、量多而清，心中烦躁，脚挛急。小便清长，为阳虚不能温化津液；脚挛急，为阳气不能温煦筋脉（《内经》云："阳气者，精则养神，柔则养筋"）。脉当为浮虚或迟。一派阳虚证，错误诊断为表证，必然病情加重。当初若用桂枝加附子汤治疗表阳虚，就可切断病势。现在用桂枝汤发汗，汗出里阳更虚，阳虚不能蒸津液上腾则咽中干燥，阳虚不养神则烦躁，胸中阳气阻隔则吐逆，此为胸阳也伤，当用甘草干姜汤以复其阳。此方为四逆汤去附子，辛甘合用，专复胸中阳气；若服药后阳虚证症状改善，四肢冰冷消除反而转为发热并伴有时时拘急，这是阳虚转为阴虚，津液不能濡养筋脉，其脚必拘急。此时又当复阴，当用芍药甘草汤酸甘化阴，筋脉得养，其脚伸展自当自如。如桂枝汤发汗太多，伤及胃中津液，则病势转入阳明，必发谵语，大便硬结不下，此时由虚转实，当用调胃承气汤急下存阴。如果当初不用桂枝汤发汗而用麻黄汤重剂发汗，不效，又用烧针劫汗，必然导致阳气重伤，此时用甘草干姜汤则嫌药力不够，当用四逆汤救之，附子参入其中以增其力，大补阳气，必然奏效。此条说明，医生用汗法误治，既可能伤阳，又可能伤阴，同时又可能由虚转实。六经是变动的、互相联系的，不可能一成不变。伤寒处处是活法，由此可见一斑。

芍药甘草汤治疗血不养筋之脚抽筋甚效，但当调整药物比例，白芍三甘草一，白芍 45 克，甘草 15 克，另加木瓜 15 克即可。余用此方治疗挛急性中风下肢僵硬效甚佳，但要加入鸡血藤、川牛膝、伸筋草（大种鹅儿长）。郑钦安加二冬、白蜜很有见地，亦佳。

《内经》云："阳气者，精则养神，柔则养筋。"如果是阳虚，阳不养筋者，又当用温养法。此抽筋处冰冷，得热则除（夏天突然跳下冰冷水中游泳时突发小腿抽筋即是）。此证当用四逆汤治之。

突然剧烈运动小腿抽筋，多是阴阳两虚引起，宜芍药甘草汤加附子治之。

三〇、问曰：证象阳旦，按法治之而增剧，厥逆，咽中干，两胫拘急而谵语。师曰：言夜半手足当温，两脚当伸。后如师言。何以知此？答曰：寸口脉浮而大，浮为风，大为虚，风则生微热，虚则两胫挛，病形象桂枝，因加附子参其间，增桂令汗出，附子温经，亡阳故也。厥逆，咽中干，烦躁，阳明内结，谵语烦乱，更饮甘草干姜汤，夜半阳气还，两足当热。胫尚微拘急，重与芍药甘草汤，尔乃胫伸。以承气汤微溏，则止其谵语，故知病可愈。

【评析】 病人如29条述说的症状一样，脉浮，自汗出，微恶寒，小便数，心烦，脚挛急，脉浮汗出恶寒，很像桂枝汤证（又称阳旦证）。医生用桂枝汤发汗解表，病情不但不减轻反而加重，出现四肢冰冷，阳气不能蒸化津液上行则咽干，阳虚不养筋则两足更加拘急痉挛，这是表阳虚误用桂枝汤证治疗造成的。表阳虚当用桂枝加附子汤治之方为正确，但医生反而认为表寒太重而增加桂枝的剂量，再次重发其汗，这样，必然汗出过多致阴伤及阳气大虚或津伤入里化燥，形成阳明腑结而生谵语。阳虚的用甘草干姜汤治之，阳大虚的用四逆汤救之。阳明燥结谵语者，用调胃承气汤急下存阴。如果病人服用甘草干姜汤后，夜间两足温暖，说明阳气来复，这就是治疗对路的佳兆。如果服用甘草干姜汤后，热药伤阴，两足出现轻微拘急僵硬，这是阳虚转化为阴虚，那就要用芍药甘草汤以复其阴。阴阳在病理过程中互相转化，互相制约，这个规律必须引起注意。

第二章

辨太阳病脉证并治中

三一、太阳病，项背强几几，无汗恶风，葛根汤主之。

葛根四两　麻黄三两，去节　桂枝二两，去皮　生姜三两，切　甘草二两，炙　芍药二两　大枣十二枚，擘

上七味，以水一斗，先煮麻黄、葛根，减二升，去白沫，内诸药，煮取三升，去滓，温服一升，覆取微似汗，余如桂枝法将息及禁忌，诸汤皆仿此。

【评析】 太阳表实证，无汗恶风，当用麻黄汤，如果在此基础上增加项背强直僵硬，这是阴伤筋脉失养所致。此时就不能用麻黄汤发汗更劫阴液，只能用桂枝汤调和营卫，因有无汗见症，故加麻黄。又因太阳经阴伤筋脉失养，又当用葛根甘润生津、滋养筋脉。葛根重用，在突出治疗项背强直僵硬主症。葛根、麻黄同时先煎，其义深奥，一为葛根甘润，可制麻黄之辛燥；二是突出汗、润两大作用。此方用于落枕颈项强痛有佳效，如治疗颈椎骨质增生或突出。此证多属于太阳经气血不畅，又当在此基础上加入血分药，如乳香、没药、桃仁等。

三二、太阳与阳明合病者，必自下利，葛根汤主之。

【评析】 如果病人既有发热恶寒、无汗、项背强直僵硬挛急、脉浮的表实证，又同时有泄泻的里实证，这称为太阳阳明合病。也当用31条中的葛根汤治疗。桂枝汤加麻黄解表，葛根入里清阳明热升清止泻。如果有表证而见湿热在肠泄泻不止，就不能用此方，余以为当宜葛根加黄芩黄连治之。葛根汤治泄泻，其病在阳明清气下陷，葛根清胃止泻不伤胃阴，且有

升提外透作用；湿热在里之泄泻，病在大肠，只宜苦寒泄热燥湿。两者病机不同，治法各异。葛根汤中的葛根既可治颈项强直又可升轻清胃止泻，治颈项强直是取葛根生津润燥的作用，治疗阳明泄泻是取葛根清热升清止泻的作用。一药多用，不可不知。

值得一提的是，葛根有苦葛和甜葛，两种药性有别，润燥生津用甜葛，清热退热用苦葛。

三三、**太阳与阳明合病，不下利，但呕者，葛根加半夏汤主之。**

葛根四两　麻黄三两，去节　甘草二两，炙　芍药二两　桂枝二两，去皮　生姜二两，切　半夏半斤，洗　大枣十二枚，擘

上八味，以水一斗，先煮葛根、麻黄，减二升，去白沫，内诸药，煮取三升，去滓，温服一升，覆取微似汗。

【评析】　具有太阳表证颈项强直、汗出恶风、脉浮等症状，又有阳明胃呕吐症状，不一定要有泄泻的情况出现，仍然为太阳阳明合病。此处的阳明胃为痰湿内阻，与 32 条因阳明胃热泄泻的病机不同，虽然同为太阳阳明合病，实际上是有区别的。此条主症为呕吐，故半夏独重至半斤，是葛根的一倍。如呕吐下利同时出现，仲景虽然未列出，余以为仍当用此方治之。葛根、半夏为主药，故可再增加葛根剂量至半斤，方为协调。太阳阳明合病只呕不泻时，葛根就只是协助麻黄解肌发汗。夏季见到上吐下泻而又受风寒头身疼痛的病人，这是太阳太阴合病，此为外有表寒、内有寒湿，病机又不同，治当用藿香正气散，祛风寒，化脾湿，和中止吐止泻。

三四、**太阳病，桂枝证，医反下之，利遂不止。脉促者，表未解也，喘而汗出者，葛根黄芩黄连汤主之。**

葛根半斤　甘草二两，炙　黄连三两　黄芩二两

上四味，以水八升，先煮葛根，减二升，内诸药，煮取二升，去滓，分温再服。

【评析】　病人出现桂枝表证，怎么医生会认为是阳明腑

证呢？余想是不是病人出现了桂枝证的鼻鸣干呕发热的症状，医生以为是阳明有燥结热气上冲引起干呕，故而用大黄、芒硝之类药物攻下，随之下泻不止。此时有两种情况，脉促且浮，说明表邪仍未内陷，仍然可与桂枝汤从表解之。如果出现喘而汗大出，这是表寒之邪因攻下药内陷化热结于阳明经气分，肺与大肠互为表里，热气上蒸迫肺，肺气不降则喘；热结大肠则泄泻不止。热气外蒸则发热。这时病机从营卫不和、表寒侵袭之表虚证转为阳明经、腑内热证，汗法转为清法。虚实寒热就在误治一瞬间，医不精于术，杀人可在无意之中发生。

此方病理在热迫大肠，由此引起的热泻、热痢皆可用之。另外，肠伤寒发热不退，为热湿邪入阳明大肠血分，可用此方加赤芍、丹皮、水牛角、石膏治之，常收捷效。

三五、太阳病，头痛发热，身疼，腰痛，骨节疼痛，恶风，无汗而喘者，麻黄汤主之。

麻黄三两，去节　桂枝二两，去皮　甘草一两，炙　杏仁七十个，去皮尖

上四味，以水九升，先煮麻黄，减二升，去上沫，内诸药，煮取二升半，去滓，温服八合，覆取微似汗，不须啜粥，余如桂枝法将息。

【评析】 太阳伤寒表实用麻黄汤的适应证：发热轻、恶寒重，脉浮紧，头身疼痛，无汗而喘，舌苔白润。仲景生活在黄河流域的北方寒冷地区，伤寒表实多见，故而创制麻黄汤一方，此方为伤寒表证主方，开太阳、解寒邪，使外邪从表驱除，不至内传，将疾病消除在早期阶段，千百年来，不知嘉惠、拯救了多少生灵。然而，麻黄阳药也，其气升散燥烈，走而不守，发汗性猛，得桂枝则更助其性，寒邪非此不除，乃散寒祛寒之猛将，若体虚阳弱则不堪其伐，故麻黄的禁忌证特多（麻黄汤有九禁等条文）。此方移到南方使用，就要考虑地域因素，麻黄、桂枝的剂量宜轻，沿海一带暑湿甚重，亦当考虑暑湿特点。贵州地区多雨，湿气亦重，亦当留心湿邪。麻黄汤的煎煮服法很值得研究，水九升，按每升

200 毫升计，当有 1800 毫升，约四斤水，先煮麻黄减去 400 毫升，将上面的浮沫去掉，麻黄的烈性减小，后又与其他药同煮，仅剩 500 毫升，每次只服约 160 毫升，500 毫升三次服完。经过久煎去上沫，麻黄的猛性大减。仲景在这里将麻黄的副作用减少到最低，服用起来就安全了。再从剂量上看，麻黄三两相当于 9～15 克，久煎后的汤药三次服完，每次才相当于 3～5 克，何况有炙甘草制其性，扶其本。因此，麻黄汤在太阳表实证内是绝对安全的。现今临床上大多数医生都没有遵从此法，畏麻、桂为虎狼之药而放弃不用，实乃可惜。余治体实寒咳，麻黄汤加干姜、细辛一剂即愈者多，比许多止咳药都好。

三六、太阳与阳明合病，喘而胸满者，不可下，宜麻黄汤。

【评析】 既有太阳表实证证候，又有阳明里证证候，称为太阳阳明合病。如果表证证候为重，阳明里证轻微，治疗原则是解决主证，主证解除，次证自然迎刃而解。或像 33 条葛根加半夏汤那样，再加一二味药即可。麻黄汤治疗太阳阳明合病，胸满不是阳明腑实引起，乃为肺气逆于胸膈，断不可下，下之为逆。当用麻黄汤解表宣肺，寒气散而胸膈利，病即告退。如果阳明胃气逆于中而满闷，在麻黄汤内加厚朴即可。（仲景有桂枝加厚朴杏子的示范佐证）。经方病理掌握后，加减在所难免，不敢动经方一丝毫发，亦死板刻薄，非其学也。

三七、太阳病，十日以去，脉浮细而嗜卧者，外已解也。设胸满胁痛者，与小柴胡汤；脉但浮者，与麻黄汤。

小柴胡汤方

柴胡半斤　黄芩　人参　甘草，炙　生姜各三两，切　大枣十二枚，擘　半夏半升，洗

上七味，以水一斗二升，煮取六升，去滓，再煎取三升，温服一升，日三服。

【评析】 太阳表实证，用药之后，过去十多天，病人脉浮细，想睡觉，其他没有什么症状，这是阳气初复，阴阳自和，病已痊

愈，就不必服药了。如果脉浮缓而不是浮细，说明病邪仍在太阳经，仍当用麻黄汤解表；如果病人突然出现胸满胁痛的少阳证，说明太阳之寒化热转入少阳，就当用小柴胡汤和解。

表证传里有正传，太阳入阳明，入少阳，入太阴，入少阴，入厥阴。但亦因病情性质不同，证候各异，体质之殊，亦常常发生逆传、直入等乱传情况，太阳入少阳为隔经传，太阳入太阴为直入三阴，或无三阳阶段，直接出现三阴证候。或二经三经并病合病，或夹痰饮、水邪、瘀结、宿食、虫积等等。种种情况，皆可出现，形成了错综复杂多变的各类证候群。《伤寒论》不易学在斯，奥妙亦在斯，玩味亦在斯。小柴胡汤是一个标本兼治、表里分理、寒热同顾之方，有调肝胆、理脾胃、升清阳等作用。调整药物重量比例，可以治疗外感内伤多种疾病，20 世纪六七十年代，遵义名医古大鸿先生在使用该方时，将柴胡、黄芩量增大，再将参、枣、草量减少，即变为清热剂；若将半夏、生姜量增加，再将柴、芩减少，则变为止呕和胃剂；若将参、枣、草、夏增加，再将柴、芩减少则为补中和胃剂。此方还可以演化出半夏泻心、生姜泻心、甘草泻心、大柴胡等经方。

学生某用小柴胡汤合桂枝汤治疗一例视力障碍者。来信息说"遇到一视力障碍者，视物有扭曲，中心部位有黄绿变色影。无外眼症状。西医称脉络膜炎，查看舌苔见薄黄，知有可清之热，用小柴胡合桂枝汤以试行，两剂而见显效，病人自述已经有多家医院治疗记录，皆无效。这是我读《名老中医之路》陈慎吾回忆录所得启发，特向老师报告。"评曰：此病有效，当为少阳胆经有热、厥阴肝经有瘀。小柴胡清之，桂枝汤消之。眼无热扰，血无涩滞，因而目得血而能视，故必效。仲景书治百病实无虚言矣。

三八、太阳中风，脉浮紧，发热恶寒，身疼痛，不汗出而烦躁者，大青龙汤主之。若脉微弱，汗出恶风者，不可服之，服之则厥逆，筋惕肉瞤，此为逆也。

大青龙汤方

麻黄六两，去节　桂枝二两，去皮　甘草二两，炙　杏仁

四十枚，去皮尖　生姜三两，切　大枣十枚，擘　石膏如鸡子大，碎

上七味，以水九升，先煮麻黄，减二升，去上沫，内诸药，煮取三升，去滓，温服一升，取微似汗，汗出多者，温粉扑之。一服汗者，停后服。若复服，汗多亡阳，遂虚，恶风，烦躁，不得眠也。

【评析】 太阳病表实证，其表实证悉备，又添烦躁症状，这是表寒中部分寒邪入里化热出现的表寒里热证。当用麻黄汤解表散寒，石膏清里，方名大青龙汤，一改汗剂为汗、清剂。这里必须说明此烦躁是里热内扰神明所致。如果既有烦躁又有微弱脉，汗自出，是由表里俱虚、阳气不藏引起。同一烦躁，有虚有实，用药相隔万里。如果鉴别不真，虚性烦躁误做里热烦躁，妄投大青龙汤就会犯虚虚之戒，必然导致出现筋肉跳动、阳不养筋的情况，还会引起阳虚四肢不温而冰冷的症状，这就是医家之大错了。此条为虚实辨证，明辨虚实，亦是打开《伤寒论》奥秘的金钥匙。

在使用大青龙汤治疗表寒里热证烦躁的时候，由于麻黄的剂量是麻黄汤中麻黄剂量的一倍，故在服药上有特别的要求，即“一服汗者，停后服”。倘若不遵医嘱，妄服之，大汗出，必汗多亡阳。怕风、烦躁、不得眠，仲景未列治法，可用大剂四逆汤救之。本条中出现三种烦躁：表寒、里热、烦躁当用大青龙；脉微弱、汗出的烦躁为表里俱虚的烦躁，轻者当用桂枝加附子汤，重者当用小剂四逆汤；亡阳烦躁四肢冰冷当用大剂四逆汤或通脉四逆汤。同一症状，病机不同，治法各异。

同病异治，亦是《伤寒论》的辨证论治特点。这一特点主要应归纳在六经病脉证并治的体系中，这一学说是仲景治疗百病的辨治精髓，是全书之精华。学习《伤寒论》弄不清这一点，就无法执治百病之牛耳，掌握了这一点那百病皆无所遁形。从本质上讲，仍是六经分治。同病异治，关键在不同体质之人虽然同病而六经病位、病机亦会不同，因此治疗必须各异，这样就必然是

六经辨析论治。为了阐述更清楚，这里列举清代名医王光甸先生著的《寒疫合编》中的一个医案解析：一以打面为生计的冯姓穷人，夫、妻、子、女四人同时染上瘟疫。因"贫不能延医，惟日乞医人求药，绵延十余日皆至病危"。后求救于王光甸先生，冯夫症状为发斑疹，自买大黄、芒硝猛下，斑隐而手足四逆，舌焦神昏；其妻蓄血、便闭；其子发狂谵语，而热渴如焚；其女鼻出血五日不止，面白如纸，呕而自利，手足冷。王光甸分析：其夫攻下伤阳，少阴阳气大虚而四肢逆冷，阳不养神则神昏，治当用真武汤救少阴之气。其妻蓄血、便闭为热入下焦血室，当用犀角地黄汤加桃仁、归尾、酒大黄凉血散瘀。其子发狂谵语、口渴如焚，为阳明经大热燔灼，以白虎汤清瘟疫之热。其女少阴阴虚，虚阳上浮而致衄，以镇阴煎加煅磁石。各自治疗数日，病皆起，唯冯夫病如故。王氏再查询情况得知，冯夫不但伤阳亦有阴液亏耗，遂改用六味回阳饮倍熟地加五味与服，次日舌润滑，神亦清，更与一剂，而烦热顿起，振战汗出(此为佳兆，常获战汗而解)。其时有一黄姓医者过其门，偶请一视，黄索王氏方一看，见而惊道：补热坏了！急令燕巢泥水和糊心上，又书黄连解毒汤而去。其子遂如教以泥敷上，须臾汗收身冷，腹大痛，干呕不已，声彻户外。等到王氏知悉就诊，见其危，惊问之始得其故。冯夫阳已尽脱，岂能用一派凉药更灭阳气，当晚而死。上案同染瘟疫，但各自反映的六经证候各别。一为用下药伤阳伤阴，转属少阴气阳、阴津两亡，已成败证，当以六味回阳饮救之，然庸医误做实热，妄投寒药而亡。一为温热传入阳明热邪特盛，当清阳明之热以退温邪。一为温热热入血室，直须凉血散血。一为温邪致衄，衄多血耗阴伤及阳，少阴阴虚，虚阳上浮，治当温阳镇阴。如不按六经虚实分治，必然其祸不断。同病异治就是要像本案王光甸那样六经辨析，抓住治疗六经病的牛耳，才能获得疗效，这就是六经病脉并治的优势。这是立体思维，与平面思维迥异。任何一种辨治方法皆不能与之相比。这难道不是我们必须掌握的治病规律吗？这正是本书的核心认识。

温粉扑之收汗为治标法，临时可起一定作用，仲景未列方剂，今按《备急千金要方》列出以供使用：煅龙骨末、煅牡蛎末、黄芪末各三钱，糯米粉一两，和匀，稀绢包，扑身，或加五倍子末三钱更妙。

三九、伤寒脉浮缓，身不疼，但重，乍有轻时，无少阴证者，大青龙汤发之。

【评析】 一个患有伤寒病的病人，来请仲景把脉治疗，病人陈述发热、怕冷，口渴、烦躁、身不疼，但觉得沉重无力，时轻时重，切其脉浮缓。弟子问老师：此病人有大青龙汤证的主症，又多了身不疼但重的症状，且脉不是浮紧而是浮缓，不知怎样认识？仲景答曰：此证有轻重之分，寒邪重的脉浮紧而身痛；寒邪轻的脉浮缓，但身重不痛。轻重两型皆可用此方治疗，只是在剂量上用多用少。弟子点头称是。于是仲景书方大青龙一帖，温服半升（约100毫升，原剂一半以治轻证），令服一次有汗则停，病必愈也。仲景告诫弟子，此证一定要和少阴病鉴别，如果脉微细、嗜睡、四肢发凉、烦躁，不要以为有烦躁就认为是大青龙汤证。误用在38条中已述及。

四〇、伤寒表不解，心下有水气，干呕，发热而咳，或渴，或利，或噎，或小便不利，少腹满，或喘者，小青龙汤主之。

麻黄去节　芍药　细辛　干姜　甘草，炙　桂枝各三两，去皮　五味子半升　半夏半升，洗

上八味，以水一斗，先煮麻黄，减二升，去上沫，内诸药，煮取三升，去滓，温服一升。若渴，去半夏，加栝楼根三两；若微利，去麻黄加荛花，如一鸡子，熬令赤色。若噎者，去麻黄，加附子一枚，炮。若小便不利，少腹满者，去麻黄，加茯苓四两。若喘，去麻黄，加杏仁半升，去皮尖。且荛花不治利，麻黄主喘，今此语反之，疑非仲景意。

【评析】 太阳病表证悉备，又见干呕或渴或利或咽物困难，或小便不通畅而小腹胀满，这是心下有水气，痰饮内生的兼证。

表实里实，麻黄汤解表去外实，以干姜、半夏、细辛行水气，白芍、五味酸甘敛肺止咳。去麻黄加杏仁有深意，由于或喘是水饮阻肺所致，麻黄是表寒阻肺的平喘药，于痰饮无助，故去之加杏仁宣通水气以平喘。若渴因痰饮阻隔、津液不上承引起，半夏不应去之。若津伤上不润口者，当去辛燥伤津的半夏，而再加栝楼根生津润燥。咽物困难由阳虚引起的，当去发汗伤阳的麻黄，加温阳的附子。小便不利，少腹满胀为水饮阻隔，去表药麻黄加利水消饮的茯苓。加减丝丝入扣，非大医不为。《伤寒论》和《金匮要略》都特别强调痰饮、水湿为患，因此，它是六经病的重要内因，所以六经病兼痰饮候必须精细研究。

大青龙汤、小青龙汤双解表里，大青龙治里热，小青龙治里饮，发表之药相同，而治里之药异也。

四一、伤寒，心下有水气，咳而微喘，发热不渴，服汤已，渴者，此寒去欲解也，小青龙汤主之。

【评析】 小青龙汤服后有效无效，还有一个鉴别方法，即小青龙汤咳喘发热不渴，服汤药后反渴者，说明水寒已去，病将痊愈。如仍不渴者，病未向愈，当继续服药。小青龙汤的口渴与否，在40条中有“或渴”，此渴为痰饮水湿阻隔津液不能上承所致；41条中有“发热不渴”，此不渴为水寒不化，这些病理变化必须清楚。

四二、太阳病，外证未解，脉浮弱者，当以汗解，宜桂枝汤。

【评析】 这里提出一个重要原则，表从表解，纯表不可攻里。不独是太阳表虚表证未解当用桂枝汤汗解，就是麻黄汤表证未解，亦宜麻黄汤解表。

这里提出桂枝汤证的另一种浮弱脉象，即12条中的阳浮而阴弱脉，但2条中又有缓脉，因此，桂枝汤证的脉象变化应当牢牢记住。

四三、太阳病，下之微喘者，表未解也，桂枝加厚朴杏子汤主之。

桂枝三两，去皮　甘草二两，炙　生姜三两，切　芍药三两　大枣十二枚，擘　厚朴二两，炙，去皮　杏仁五十枚，去皮尖

上七味，以水七升，微火煮取三升，去滓，温服一升，覆取微似汗。

【评析】 又是一个桂枝汤证误下致喘变证，原先的症状还有，又添轻度喘促。这是下后伤阳、里气冲逆所致轻的变证，由于桂枝汤证仍在，仍当用桂枝汤解表，加厚朴、杏仁顺气降逆，方取桂枝加厚朴杏子汤。

如果攻下过度、阳气大伤而大喘者，在治疗上就必须救阳固脱，上述方药就当易之，用四逆汤治之。

此条当与18条结合讨论。前条为久患哮喘病人，具有桂枝汤证兼喘的，当用本汤治之；此条为误治变证的挽救法。只要病机相同，皆可用异病同治的原则施治。

四四、太阳病，外证未解，不可下也，下之为逆。欲解外者，宜桂枝汤。

【评析】 表从表解，表未解不可用攻下法，下之必生祸端，这是大原则。仲景反复告诫，不可忽视。表邪当用汗法，仲景用桂枝汤，这是表虚证。若是表实证，法当用麻黄汤。如为温病在表，仲景未列治法，根据后世医家的经验，又当用辛凉清解如银翘散或桑菊饮之类。后世中有一防风通圣散，为表里双解之剂，表有寒邪，里有热结阳明经、腑，表药用了麻黄、防风、荆芥以散寒，里药用了大黄、芒硝等攻下药，表里两治，效果很好，这与纯表忌下治法不同。

四五、太阳病，先发汗不解，而复下之，脉浮者不愈。浮为在外，而反下之，故令不愈。今脉浮，故在外，当须解外则愈，宜桂枝汤。

【评析】 大凡表证用攻下本为大错，如果人体正气旺盛，攻

下没有伤及阳气，表证未陷里发生变证，仍当用汗法解之，但必须有表证的浮脉脉候，若不见浮脉就不能用汗法。《伤寒论》特别强调“脉证”，所以六经病标题皆为“辨……病脉证并治”。脉与证是确定病因病位的依据，因此，要认真掌握脉学知识和证候辨别本领。

四六、太阳病，脉浮紧，无汗，发热，身疼痛，八九日不解，表证仍在，此当发其汗。服药已微除，其人发烦目瞑，剧者必衄。衄乃解，所以然者，阳气重故也，麻黄汤主之。

【评析】 太阳病表证一日后即传变，这是一般情况，如果八九日脉仍浮紧，并有无汗、发热、身疼痛的症状，说明寒邪仍在表，此时当发汗解表。不能因为八九日后不敢用发汗药。如果服用解表药后，病邪有所减轻，病人心中烦，眼睛不想睁开，严重的还会流鼻血。流鼻血是表郁热重、迫血妄行所致，由于表热随鼻血流出而外泄，病人随之好转，这是阴阳自和的佳兆，又称红汗。有时见到病人感冒未服药，几天后突然流鼻血，病人症状消失，这是红汗自愈的佐证。这里要说明一下，风热表证误用辛温麻桂也会导致鼻血，这就不能看做是红汗，必须用凉血清解药治之。另外，有鼻槁（萎缩性鼻炎）者鼻中干燥，常流鼻血，用了发汗药更易引起流血。衄家忌汗，亦当注意。

四七、太阳病，脉浮紧，发热，身无汗，自衄者愈。

【评析】 余在临床中碰到一个小孩感冒又流鼻血，来找我治感冒，我告诉他先把鼻血止住后再治感冒，开了一点外用止血药给他止血，过后鼻血止，感冒也好了。这种不药而自愈的病理，在58条中说“凡病，若发汗，若吐，若下，若亡血，亡津液，阴阳自和者，必自愈”。人体阴阳互生互制，互相依存，随时都有自我平衡、自我调节的功能。鼻血在太阳经中出现，只要流血后阴阳自和，病就会好，这是在临床中观察出来的。当然，人体阴阳自我调节是有限度的，随着体质不同亦有差异。总之，阴阳自和是关键。

四八、二阳并病，太阳初得病时，发其汗，汗先出不彻，因转属阳明，续自微汗出，不恶寒。若太阳病证不罢者，不可下，下之为逆，如此可小发汗。设面色缘缘正赤者，阳气怫郁在表，当解之，熏之。若发汗不彻，不足言，阳气怫郁不得越，当汗不汗，其人躁烦，不知痛处，乍在腹中，乍在四肢，按之不可得，其人短气但坐，以汗出不彻故也，更发汗则愈。何以知汗出不彻？以脉涩故知也。

【评析】 太阳表证，或二阳并病表证为主时，用汗法在取汗多少上必须注意，一是不能大汗淋漓，二是不能汗出不畅。大汗淋漓则易伤阳气，或阴伤入里化燥转属阳明；汗出不畅，邪又不能退尽，所以要恰到好处。汗出不畅的脉象是涩脉，邪气阻碍脉气则涩滞不畅。汗出不畅、邪郁于里则烦躁，时而这里痛，时而那里痛，一会在腹中痛，一会在四肢痛，痛处按又觉得不痛，还会出现呼吸气短，老想坐着，这是汗不透彻邪留所致，仍当汗之。只是当小发其汗，不可重剂。仲景在使用汗法上非常认真，汗为阴液，又为心液，汗多必伤阴，汗多必耗阳，发汗是祛除表邪的唯一手段，既要祛邪又不能汗多伤及阴阳二气。阴阳为人身之本，阴病及阳，阳病及阴，阴阳失衡，其病乃作。故六经病三百九十八条，处处涉及阴阳，明于此，六经病自然明了。

现在医生对汗法大多漠视，可有可无，服解表剂又不明确交代，往往由病人作主张，亦多坏事。余见一病孩患表实感冒，头痛、发热、无汗、恶寒，自开西药发汗剂，大汗淋漓，继后，汗出不止，纳食差，四肢软。此为大汗伤及表阳和里阳，用理中汤加黄芪、浮小麦而愈。此救表阳和太阴以收功，其治不失六经阴阳本意。

四九、脉浮数者，法当汗出而愈。若下之，身重心悸者，不可发汗，当自汗出乃解。所以然者，尺中脉微，此里虚，须表里实，津液自和，便自汗出愈。

【评析】 一个患有伤寒表实的病人来求仲景看病，脉浮数发热，无汗身痛。恰好仲景不在，临时由一弟子开方。弟子以为脉浮数为风热郁里，用了一帖攻下药，服后身体沉重心跳不止，感冒表证也未解除。病人又来找仲景治疗，仲景切其脉，尺脉稍微，心中稍悸，但肾脉仍和，仲景问明缘由，知为下后伤及少阴心肾，由于下药伤之不重，里气稍虚，虽然还有表证，此时也是表存而里气已虚，用汗法必损阳气，只能令病人不必服药，回家糜食自养，待阴阳自和，出微汗表里皆愈。病人回家严格遵照医嘱，出少汗自愈。弟子问：这个病例，表证出现浮数脉，为风热脉象，风热忌用麻桂，故我不敢用辛温发汗法，而用苦寒攻下，怎样在浮数脉上区别风热和风寒？仲景道：问得好。伤寒表实主脉为浮紧，变脉为浮数脉。为了区别风热、风寒就必须从其他症状上区分，一是无汗，为寒闭，风热是有汗；另外，风热还有 52 条中再次所作的强调。众弟子啧啧叹服。仲景还告诫，如果肾脉微弱重，阴阳不能自复，心悸不已，汗大出，就当救阳，茯苓四逆汤主之，切不可坐等汗出自解，失却救阳良机。

五〇、脉浮紧者，法当身疼痛，宜以汗解之，假令尺中迟者，不可发汗，何以知然？以荣气不足，血少故也。

【评析】 寸脉浮紧，尺脉迟者，如果有表证，就不能用纯表法，因汗法对浮紧脉之表证有效，但对肾中迟脉不宜，迟者荣气不足，血少故也。虚者当补之。因此，这是少阴兼表的两感证。如果里证为急，法当救里，里证和，表证自退。如果表里均重，又当救里攻表。仲景重在强调肾中血少禁汗，虽然未列汤方，但可悟出方义，血少兼表虚者（脉当为浮缓），当用桂枝汤加熟地、当归以养血解表；如血少兼表实，当用麻黄汤加熟地、当归；如果尺脉迟弱属少阴虚寒又当从四逆辈加减。须识此，勿令误矣。

余在务川县中医院时，曾碰到一老年女病人找我看病，说她感冒了，但首先告诉我她吃不得麻黄发汗，她说几年前城中有一中医开了有麻黄在内的方剂，吃后大汗，虚厥一夜，差点丢命。余查其脉三部皆虚，用太阳、少阴两治，重用归芪理中汤，再轻用表散药防风、苏叶之类而愈。

太阳病篇的麻黄剂、桂枝剂，用之得当，确实为良剂。但一定要注意它们的禁忌。高血压、心脏病、多汗症、温热病病人及体虚者、老年人都要慎用麻黄剂；亡血家、酒家及温病、高血压病人要慎用桂枝剂。

五一、脉浮者，病在表，可发汗，宜麻黄汤。

【评析】 参见52条。

五二、脉浮而数者，可发汗，宜麻黄汤。

【评析】 两条共注，太阳病脉浮紧或浮数，只要不是浮缓、浮弱或尺脉迟，不汗出者，都是太阳表实，皆可用麻黄汤治之。表从表解，前面多条反复告诫，可见仲景要求严格，慎勿忘也。

余治疗风寒表实，不任重剂麻、桂者，一律改用荆芥、苏叶、生姜、葱白、豆豉，草药用闫王刺、白鼓丁、黄荆叶、土荆芥等，疗效上好，且无麻、桂之副作用。

五三、病常自汗出者，此为荣气和，荣气和者，外不谐，以卫气不共荣气谐和故尔。以荣行脉中，卫行脉外，复发其汗，荣卫和则愈，宜桂枝扬。

【评析】 本条是探讨杂病中由营卫不和引起的自汗的病机和治疗。由于有桂枝汤证的自汗共同点，恐与桂枝表虚混淆，故提出加以讨论。卫气虚不能卫外，则汗出。汗为营血所化，汗出又伤营血，营血伤后又使卫气无所依附，必然出现"卫气不共荣气谐和"的局面。病机与桂枝汤证相同，故可用桂枝汤治疗。自汗一证，病因很多，有气虚表不固之玉屏风证，又有里阳虚之四逆证等等，临证当"谨守病机，各司其属"。

五四、病人脏无他病，时发热自汗出，而不愈者，此卫气不和也，先其时发汗则愈，宜桂枝汤。

【评析】 继续探讨与桂枝汤证疑似的时发热，自汗出，其余无所苦的慢性自汗证的治疗。卫气不和则汗出，卫气外浮则发热。病机为卫气不和，与桂枝汤证营卫不和有区别，营气不虚，治疗上虽然可用桂枝汤治疗，但必须在发热症状未出现前服之，使汗出热去，阴阳协调而卫气谐和。

桂枝汤治疗三证：表虚证、自汗证、发热自汗证。病机同，治方亦同。

五五、伤寒脉浮紧，不发汗，因致衄者，麻黄汤主之。

【评析】 外感风寒表证，突然流鼻血，继之病势减退者，为阴阳和，病必自愈。若流血之后，病势不减，此为寒邪化热入营动血，不可用麻、桂再劫营阴，此时当用凉血清解之犀（现用水牛角代）、地、丹、芍。如素有鼻出血之人，衄家禁汗。如果麻黄汤证鼻流血后，病势不减，再用麻、桂以发汗劫阴，恐与仲景精神不合，此条恐有错简。

五六、伤寒不大便六七日，头痛有热者，与承气汤。其小便清者，知不在里，仍在表也，当须发汗，若头痛者，必衄，宜桂枝汤。

【评析】 太阳表证，六七天不排大便，伴见头痛发热，如果小便清长，这是病邪仍在表，仍当用桂枝汤治之；如果六七日不大便，头痛发热，小便短赤，这是太阳表寒化热入里形成阳明腑实证，法当承气汤下之。鉴别表证或里证：小便清长，虽然六七日不大便，腹中无所苦，大便未硬，病邪未入阳明；小便短赤，六七日不大便，腹中大便因热而硬结，病邪已入阳明。在表者，仍当汗解。若流鼻血，阴阳自和者，病必自去。

五七、伤寒发汗已解，半日许复烦，脉浮数者，可更发汗，宜桂枝汤。

【评析】 风寒表实用了麻黄汤病势减退后，又有心烦脉浮的情况，可用桂枝汤小发其汗。若烦躁甚者，恐有内热，又当用大青龙汤解表清里。若全无表证，里热致烦躁者，脉浮而滑数，大便不结者用白虎汤清之。大便燥结者，属阳明腑实证，当用承气汤下之。同为烦躁，实证就有表热郁而烦躁，表寒里热烦躁，阳明气分热扰和腑结燥扰多种情况，临证务留心辨别，不得出错。

桂枝汤还可作为小发汗之方，用于麻黄汤汗出不彻之用，此条经文提示应当悟出此义。

五八、凡病，若发汗，若吐，若下，若亡血，亡津液，阴阳自和者，必自愈。

【评析】 大凡一切病证，用汗法、吐法、攻下治疗疾病，如果体内阴阳自我调节，达到平衡状态，阴阳自和，病即获愈。《素问·大奇论》称这种自我修复功能为“不治自已”。人体阴阳二气，相互依存，互相资生，阳化气，阴成形。气、血、津液互相资生，互相补充。大汗后，津液伤，阳气激发，使阳化津而补充阴液，从而保持阴阳平衡。失血后立即去补充阴液则阴阳平衡。这个阴阳自和的规律在疾病的转归中非常重要。49条、59条中已有明示。如果大汗、大吐、大下超出了阴阳自我调节修复功能，那就是条文中讲的误治变证，又当用药物治疗，不能坐等阴阳平复以错失治疗良机。

五九、大下之后，复发汗，小便不利者，亡津液故也，勿治之，得小便利，必自愈。

【评析】 有两种情况，一是病人有发热见症，医生以为有里燥结证，误用下法，使病人泄泻很重，大量失水伤阴，阴伤出现微热，医生以为由表邪引起，又用发汗法，病人出汗过多，下、汗两法使津液更伤，此时“阴虚则小便难”，切莫用分利水湿药再伤阴液，此种情况，待小便自利，阴阳平复，其病必愈；二是病人有泄泻症状，又有发热症状，医生以为表热妄行汗法，泄泻本已阴伤，又复发汗，阴必大伤，伤阴则小便少，此时宜静观待变，以汤饮自调，待津液自和，阴阳协调修复，小便自然如常。若再行分利，必生诸证。

六〇、下之后，复发汗，必振寒，脉微细，所以然者，以内外俱虚故也。

【评析】 攻下法治疗表证是犯禁忌的。攻下后，阳气大伤，更用发汗法又犯禁忌，必然导致表里俱虚。阳虚必然寒战，脉微细，此时当用四逆、理中辈治之。又伤阴者，当用茯苓四逆汤以救气阴。此条就是汗、下后阴阳不能自我平复，伤之过重，超出人体阴阳自和的限度，出现误治变证的治法。仲景未列方药，可根据证情选方用药。

六一、下之后，复发汗，昼日烦躁不得眠，夜而安静，不呕，不渴，无表证，脉沉微，身无大热者，干姜附子汤主之。

干姜一两　附子一枚，生用，去皮，切八片

上二味，以水三升，煮取一升，去滓，顿服。

【评析】 太阳病表证用下为逆，攻下后如果表证仍在者仍当汗解，如发生变证则绝对不能复用汗法。汗、下两法误治，导致白天烦躁不能入睡，晚上又安静，没有呕渴也没有表证，脉沉微，又不发大热，这是下、汗误治导致的里阳虚，由于里阳虚未发展到但欲寐、脉微细的少阴主脉证地步，故不用四逆汤而用干姜附子汤。两方的区别：附子四逆强人可大附子一枚，干姜也比干姜附子汤中的剂量要大到一倍。所以，以小剂温里之剂即可。里阳虚有轻、重、极重之别，药当分别用之，故而轻者用干姜甘草汤，重者用干姜附子汤，极重者用四逆汤和通脉四逆汤。仲景辨证精细，用方亦精细，科学态度若此，经典著作名实相符，我辈叹服。

六二、发汗后，身疼痛，脉沉迟者，桂枝加芍药生姜各一两人参三两新加汤主之。

桂枝三两，去皮　芍药四两　甘草二两，炙　人参三两　大枣十二枚，擘　生姜四两

上六味，以水一斗二升，煮取三升，去滓，温服一升。本云，

桂枝汤,今加芍药、生姜、人参。

【评析】　一日,仲景诊视一老年病人,主诉身体疼痛,切其脉沉迟,询问病人吃过发汗药没有,病人告知,几天前感冒自服生姜汤大汗不止,感冒好后即身体疼痛。仲景告诉他老年本来就气血虚少,自用发汗药又掌握不好出汗多少的分寸,汗多伤阴血,血不养身则痛,脉中血少则沉迟,当用桂枝汤加重白芍一两以养阴血,再加生姜一两以祛风邪,血虚气弱加人参三两益气生血,将解表方改为养气血之方。病人服后痊愈。仲景遂将这个方子取名为"桂枝加芍药生姜各一两人参三两新加汤"。

晚上,仲景要众弟子讨论今天由这个血虚身痛病人受到的启发,望大家必须在脉象上区分身痛一证。太阳表实,身痛、脉浮紧;太阳表虚,身痛、脉浮缓或浮弱;少阴身痛脉微细;血虚身痛脉沉涩。证型各异,治法不同,并告诫众弟子必须在脉学上下功夫。

产后气血虚少身痛,多为产后不慎感受风邪引起,此为三阴气血虚少再兼太阳风邪,本方可治之,八珍汤加桂枝、生姜、防风亦可治之。

临床上有血虚身痛而偏血热者,当于本方加赤芍减桂枝量再加鸡血藤、夜交藤为妥。

六三、发汗后,不可更行桂枝汤,汗出而喘,无大热者,可与麻黄杏仁甘草石膏汤。

麻黄四两,去节　杏仁五十个,去皮尖　甘草二两,炙　石膏半斤,碎,绵裹

上四味,以水七升,煮麻黄,减二升,去上沫,内诸药,煮取二升,去滓,温服一升。

【评析】　太阳病表虚者用桂枝汤为正治,用了桂枝汤后,太阳表寒入里化热迫肺,引起气喘汗出,有无发热者,皆宜用麻黄杏仁甘草石膏汤治之。历代医家就在"无大热者"句上纠缠,其实从麻杏甘石汤的处方和临床病例来看,热邪迫肺是病机,汗出

气喘是症状，热郁于里不透达者，不一定发热，热郁肺蒸则发热，从临床观察来看，确实是这样。西医肺炎正属热邪迫肺，当用此方加清肺之药如鱼腥草、鸭跖草、一枝黄花等皆有显效。此方麻黄与石膏之比为1∶2。“有汗不得用麻黄”一说，是针对纯表证而言，里热甚汗出，是自我调节，用汗、清两法是因势利导，顺水推舟。研究《伤寒论》一定要紧密联系临床实践，经文上不明白的必须经过临床验证，否则纸上谈兵，愈谈愈玄。这是治学的唯一路径。

麻黄杏仁甘草石膏汤还可治疗阳明痔漏。学生某来信息报告说：“有资料报道麻杏甘石汤治疗痔漏，我百思不得其解，正好有一痔漏病人来看病，我开了三服药验证。三天后病人又来说已好些了。”余告诉他有效当继续服，看能好到什么程度。继续再用三帖后病人来复查，学生又来信息“疗效非常好，脓液完全消失，瘘口闭合，条索软化。实在意想不到，西医外科老医生见了目瞪口呆，他原以为中医不可能有任何疗效的。守方继服五服”，“实在想不到，那么简单几样药，没有一样是抗菌药，为什么有疗效？按我以前看的书，它是治疗小儿肺炎用的，仲师也没有说可以治痔漏”。我告诉他：“说得通啊！阳明大肠与肺互为表里，治肺即可治大肠。此痔漏应属于阳明大肠热毒结于营分化脓，麻黄能提透疮疡，石膏清里撤阳明大肠结热，杏仁宣泻肺气以使肺气下行，甘草解毒和中，故治痔漏当效。如果素体阳虚，脓液清如水，这是太阴、少阴痔漏，用此方则不妥，当用黄芪建中合四逆汤。”

六四、发汗过多，其人叉手自冒心，心下悸，欲得按者，桂枝甘草汤主之。

桂枝四两，去皮　甘草二两，炙

上二味，以水三升，煮取一升，去滓，顿服。

【评析】 太阳表实无汗使用汗法发汗，应当掌握好发汗的多少，如出现大汗淋漓，这就违背了发汗的要旨。由于出汗太多，汗为心液，汗出伤及心中阳气，致其人心悸不止，喜欢在夜间睡时两手交叉放在心部，这样就舒服些。根据喜按为虚的经验，这种心气虚的症状，当用辛甘化阳的桂枝甘草汤治之。柯韵伯称“此桂枝为君，独任甘草为佐，以补心阳，则汗出多者，不至于亡阳矣，甘温相得，气和而自平”。另，82 条中指出，如果发汗过多，心气伤之过重，出现阳虚水泛，病及少阴肾阳虚，其人心下悸，头眩，身体摇摇欲倒，比此条更重，就当用真武汤治之。两条当参照比较讨论。

六五、发汗后，其人脐下悸者，欲作奔豚，茯苓桂枝甘草大枣汤主之。

茯苓半斤　桂枝四两，去皮　甘草二两，炙　大枣十五枚，擘

上四味，以甘澜水一斗，先煮茯苓，减二升，内诸药，煮取三升，去滓，温服一升，日三服。

作甘澜水法：取水二斗，置大盆内，以杓扬之，水上有珠子五六千颗相逐，取用之。

【评析】　误汗害人不浅，发汗过多亦为大害。此条就是太阳表证用麻桂发汗而汗出过多伤及心气，阳气不能震慑水饮，水气上冲，引起脐下部跳动欲发奔豚的治法。茯苓泄水气，桂枝、甘草辛甘化阳，甘草、大枣培中制水，标本同治。此条当与《金匮要略·奔豚气病脉证治》参考比较。《伤寒论》的证与《金匮要略》的病应当相互印衬，比较补充，方得仲景学说全貌。

六六、发汗后，腹胀满者，厚朴生姜半夏甘草人参汤主之。

厚朴半斤，炙，去皮　生姜半斤，切　半夏半升，洗　甘草二两　人参一两

上五味，以水一斗，煮取三升，去滓，温服一升，日三服。

【评析】

证候：太阴气结腹胀满。

起因：发汗伤及太阴脾气，内生痰湿气结。

主症:腹胀满。

次症:或食欲缺乏,或有矢气,或舌苔白腻而质淡。(由主症推出)

脉象:关脉虚弦。(由主症推出)

主因:太阴痰湿气结于里。

次因:太阴证脾气虚。

治则:消气结、除痰湿为主,健脾益气为辅。(《内经》:"有取标本而得者。")

方药:厚朴生姜半夏甘草人参汤。

方解:

标药为主:厚朴半斤(约 40 克)消气结;半夏半升(不少于 40 克)、生姜半斤(约 40 克)消散痰湿。总计 120 克。

本药为辅:人参一两(5 克)、甘草二两(10 克)健脾益气。总计 15 克。

标药与本药比例为 8∶1。

如果太阴阳伤太重,本虚为主,本方就不适宜,就必须用理中法或附子汤。六经病各有标本,知标本者,万举万当;不知标本,是为妄行。故而标本讨论亦是《伤寒论》的重点之一。

另有胃中水饮气滞胀满,当培太阴脾土,重以消阳明胃滞,《金匮》枳术汤治之。[枳实即今之枳壳,一枚枳壳(加工为两半块)计约 5 克,七枚为 35~40 克,白术二两为 6~10 克]

两方各有所治,当分别用之。

胃腹满胀病机复杂,六经虚实皆可引起,注意鉴别。

六七、伤寒,若吐、若下后,心下逆满,气上冲胸,起则头眩,脉沉紧,发汗则动经,身为振振摇者,茯苓桂枝白术甘草汤主之。

茯苓四两　桂枝三两,去皮　白术　甘草各二两,炙

上四味,以水六升,煮取三升,去滓,分温三服。

【评析】 庸医老是给仲景找麻烦,怎么医的?太阳病乱用吐法、下法则胃阳大伤不能运化,以致水饮内停,心下逆满,气上

冲胸，起则头眩，脉沉而紧，怎么又去发汗呢？一点表证都没有。吐、下法已经大伤，又复用汗法，汗出过多，阳气伤后不能柔则养筋，必然身体颤抖摇晃，病人已经治成坏证。治当温胃阳去水饮。如出现身体摇摇欲倒，比“身为振振摇者”更重者，阳虚水逆更重，又当用82条真武汤治之，方为合拍。

学生某治疗一案：“病人，杨某，女，55岁，省委机关干部，面部肌肤颤动，在省医院经各种检查，没有找到原因，开抗癫痫药卡马西平，服后感觉天旋地转，头晕目眩，症状每况愈下。求助于我，观其脉证，一派虚寒，断为阳虚水泛，忆《伤寒论》67条有‘身为振振摇’，82条有‘身瞤动’，故投桂枝加苓术附。”

治方选对了，但病机没有说清楚。此病为太阴、少阴里阳虚，内生痰饮，阻隔阳气不能熏蒸于面，“阳气者，精则养神，柔则养筋”之功能不能尽职，故而面部颤动。如纯属阳不养筋而面颤动者，又当用真武汤治之，方为合拍。

此案如用西医思维，就是上述结果，既无效且有副作用；如果用中医一般辨证，或方证辨治，很可能认为风痰阻络而用全蝎、蜈蚣、白附子，有没有疗效，尚难肯定；现在用六经思维，疗效则大佳。三种治法比较，六经思维棋高一着，不是很显然吗！

再举一案：贵阳某男，中年，患帕金森综合征多年不愈，两手颤动，经用西药少效。余从六经分析：苔白滑润，舌淡而嫩，脉虚弱见涩，体胖。据脉证分析，此为少阴虚寒兼痰瘀阻滞经络而颤动。以四逆加人参汤合蒲灵丹，半月而大效，一月而收功。六经辨析，一目了然，简而精，效而彰。

六八、发汗，病不解，反恶寒者，虚故也，芍药甘草附子汤主之。

芍药　甘草各三两，炙　附子一枚，炮，去皮，破八片

上三味，以水五升，煮取一升五合，去滓，分温三服。

【评析】　医生用汗法治病，如果是表证，当然是对的；如果是里证用汗法，这就是误治。误治损伤阴阳营卫，出现恶寒怕

冷，这不是表证而是阳虚生外寒，如果也伤阴，当用芍药甘草附子汤治之。仲景未列脉象，临床体会当是微弱脉。芍药、甘草酸甘化阴，附子、甘草辛甘化阳，阴阳两补。由于阳虚偏重，本方温阳为主，故恶寒必愈。

学生某用此方治疗一例坐骨神经痛及腰痛病人，来信息称“几天前用芍药甘草附子汤试验治疗一例坐骨神经痛并腰痛病人，刚才接电话称疼痛已缓解，特告！”

六九、发汗，若下之，病仍不解，烦躁者，茯苓四逆汤主之。

茯苓四两　人参一两　附子一枚，生用，去皮，破八片　甘草二两，炙　干姜一两半

上五味，以水五升，煮取三升，去滓，温服七合，日二服。

【评析】　粗工治疗表证，先用汗法治之不效，又改用下法治之，阴阳两伤，上不养神明则烦躁，治当用阴阳两补之方补之，四逆汤补阳，人参茯苓补虚生津（茯苓健脾补虚，人参补气生津）。烦躁一证，有虚有实。虚者有阳虚（见61条、296条、298条、300条）、阴阳两虚等。实证有表寒里热证、阳明经腑热内扰等。《内经》云：“百病之生，皆有虚实。”虚实判别是六经病的重要提纲，切莫忽视。

七〇、发汗后，恶寒者，虚故也。不恶寒，但热者，实也，当和胃气，与调胃承气汤。

芒硝半升　甘草二两，炙　大黄四两，去皮，清酒洗

上三味，以水三升，煮取一升，去滓，内芒硝，更煮两沸，顿服。

【评析】　承接68条，发汗后，汗出伤阳恶寒为阴阳两虚，当用芍药甘草附子汤；如果发汗后发热而不恶寒，这时病邪因发汗劫阴化热化燥传入阳明，舌不燥而黄，邪在阳明经，当用白虎汤；如舌燥而黄，大便不下因硬，则化燥传入阳明胃腑，当用调胃承气汤急下存阴。外感伤寒误治可转虚转实，临证务须留意。

七一、太阳病，发汗后，大汗出，胃中干，烦躁不得眠，欲得饮水者，少少与饮之，令胃气和则愈。若脉浮，小便不利，微热消渴者，五苓散主之。

猪苓十八铢，去皮　泽泻一两六铢　白术十八铢　茯苓十八铢　桂枝半两，去皮

上五味，捣为散，以白饮和服方寸匕，日三服。多饮暖水，汗出愈，如法将息。

【评析】 饮水疗法是治疗胃液损伤的自我疗法。

治疗主症是“大汗出，胃中干，烦躁不得眠”。

饮水方法：少少与之。

机理为：水为阴液，胃液亦阴液，以阴补阴，正合其意，待胃气和则愈。

禁忌：不可一次喝得过多，多则化为痰饮而为害。如果多多与饮之，化为水饮，其人当有脉浮，大小便不利，微热而喝水后又想喝(由于水阻津隔而口干，因此喝水必不多，与烦渴喜饮之阳明津伤不同)。水邪为患，自当用健脾温里、化利水邪。白术、茯苓健脾，泽泻、猪苓利水化饮。桂枝通阳助膀胱气化。此方主张多饮开水助药力令汗出，使太阳经毛窍开，水饮从腠理和小便中去。如水饮去之，又当用温药和之，理中汤治之。五苓散是以治标为主兼顾正气之方，祛邪为主，汗、利两用，上开太阳，下泄膀胱，水饮两消。此方与真武汤治证不同，真武重在温少阴寒水，温化痰饮水湿，为温补镇水之固本剂。

五苓散改为汤剂，胡希恕主张“一般来说，猪苓、茯苓、泽泻、白术可用9克，桂枝用6克，但如遇后文讲到‘渴欲饮水，水入则吐’的水逆证时，则仍当用散剂为当”，此为经验之谈，当从。

五苓散治小便不利，此乃下焦有水饮，舌苔当为白滑或苔白腻，但有时亦由阳明实热夹太阴脾湿引起，亦见此类舌象，不可行温化渗利。余治一老年小便不利发展成癃闭病人，因小便不下急胀不已，急诊入遵义某大医院，诊断为前列腺肥大阻塞尿道，经用大量抗生素与留置导尿。后经人介绍求治。余查见其

舌象如上述满舌白腻苔，初诊为少阴阳虚水湿夹瘀为患，以五苓合四逆汤与蒲灵丹（蒲黄、五灵脂、冰片）服之，令一周后取下导尿管观察，如仍癃闭再请西医安上。服完一周取下导尿管，早上、中午小便尚利，晚上小便忽然又堵，当即前往医院安上导尿管。二诊时再查脉象，见阳明脉独大，舌象如旧，知为六经审视病位虚实有误，遂诊断为阳明热湿下移下焦，当用清阳明及下焦湿热为主，佐以行少阴血分瘀阻，以消黄散、败酱草、双花叶、赤土苓、苦参、小苦荬、白花木通等，水煎取汁送服蒲灵丹。一周后取下导尿管，小便畅利，无所苦，舌白腻苔全化，舌质转为正常红活，热实已去，此为对证，遂以原方减半加黄芪、苡仁再服一周而愈。

按：此病初诊误实为虚，六经病位重在阳明而误为少阴，经过失败，再从六经审视，很快找到病根而获效。六经辨治给你一个立体空间，你站在最高处，四面八方你都看得清清楚楚，一是不容易错，二是万一错了也容易立即纠正。这就是六经辨治的优势。

七二、发汗已，脉浮数，烦渴者，五苓散主之。

【评析】 烦渴一证，病因多端，如果是在发汗后，阳伤不制阴，水饮内作，饮阻津液不能上承则烦渴，渴而不多饮，渴了又想喝，脉浮数的，就是痰饮口渴证，治当五苓散汗、利两消。仲景没有交代舌象，临床推断应是苔厚腻而白或水滑苔为主。

烦渴见于白虎证时，口渴喜冷饮而不吐，饮之而不解渴，脉洪大或滑数，小便因津少而不多（不是小便不畅利），苔少而干，质红绛，此为鉴别要点。

七三、伤寒，汗出而渴者，五苓散主之；不渴者，茯苓甘草汤主之。

茯苓二两　桂枝二两，去皮　甘草一两，炙　生姜三两，切

上四味，以水四升，煮取二升，去滓，分温三服。

【评析】 五苓散重在分利下焦之水，渴为水蓄下焦、阻隔津

液不能上承引起，汗出为阴阳修复、自我调节以祛水饮。小便不利为湿阻下窍。因此，五苓重在分利水湿；茯苓甘草汤治疗水停中焦，重在温化水气，利多反而喧宾夺主。故不用猪苓、泽泻。同时根据356条看，应当还有水气干心而见心下悸的症状。

七四、中风发热，六七日不解而烦，有表里证，渴欲饮水，水入则吐者，名曰水逆，五苓散主之。

【评析】 五苓散还可治水逆证。其症状为心烦、渴欲饮水、水入则吐。水逆证为里。另外，还有表虚发热，六七日不解并见心中烦乱，这是表证。合起来是表里证，又叫太阳阳明合病，只是水逆里证为主，法当治里，里证一除，表证因而得开，病当自愈。何为入水则吐？水阴也，下焦水邪，亦阴也，阴阴相遇，则格拒不受而吐。

七五、未持脉时，病人叉手自冒心，师因教试令咳而不咳者，此必两耳聋无闻也。所以然者，以重发汗，虚故如此。发汗后，饮水多必喘，以水灌之亦喘。

【评析】 汗出过多，津伤耳聋。《内经》云："精脱者，耳聋。"仲景介绍试探听力方法，没有列出治法，根据临床体会，阴阳两伤用茯苓四逆汤，单纯伤阳用四逆汤。发汗后胃津伤，少少饮水疗法可愈，亦可用猪肤汤治之渐愈。

如果饮水太多，成水逆，水蓄下焦，或水邪上干于肺则喘促，这时当用真武汤温阳镇水。形寒饮冷则伤肺，用冷水灌法必然伤肺致喘，轻用五苓散以去水饮，重则用真武汤治本。近来一些科普书籍宣传饮水疗法，主张多多饮水，这是与经文相违背的。水饮多必成痼疾，或喘或水逆或小便不利，或上干心主而伤心阳，或下行而成水蓄膀胱，或肿或眩晕等等。特别是那些太阴、少阴阳虚阴盛之人，更不能多多饮水，以害真阳。慎之！慎之！

七六、发汗后，水药不得入口为逆，若更发汗，必吐下不止。发汗吐下后，虚烦不得眠，若剧者，必反复颠倒，心中懊憹，栀子豉汤主之。若少气者，栀子甘草豉汤主之；若呕者，栀子生姜豉汤主之。

栀子豉汤方

栀子十四个，擘　香豉四合，绵裹

上二味，以水四升，先煮栀子，得二升半，内豉，煮取一升半，去滓，分为二服，温进一服，得吐者，止后服。

栀子甘草豉汤方

栀子十四个，擘　甘草二两，炙　香豉四合，绵裹

上三味，以水四升，先煮栀子、甘草，取二升半，内豉，煮取一升半，去滓，分二服，温进一服，得吐者，止后服。

栀子生姜豉汤方

栀子十四个，擘　生姜五两　香豉四合，绵裹

上三味，以水四升，先煮栀子、生姜，得二升半，内豉，煮取一升半，去滓，分二服，温进一服，得吐者，止后服。

【评析】 又是发汗不当惹的祸。发汗太多，导致胃阳大伤，水、药入口则吐，这已经是误治产生的变证了，为什么还要继续用汗法？难道当时庸医仅知一汗法通治百病吗？庸医没有用药标准，病急乱投药。大汗致胃阳大伤发展到太阴少阴吐泻大作，这已经是急证了。仲景此时怎样救逆，迫在眉睫，不用药不行。仲景没有提出救治法，根据其他条文理解，当用理中剂，或四逆辈。切不可用苦寒剂，误投必祸。

另外，还有一种情况，汗法、吐法、下法乱投药，胃阳未大伤，邪热入里入膈，体虚发烦而不能入睡，甚至在床上翻来覆去，这是热扰胸膈证，此为实，当用栀子清膈中之热，以豆豉宣发热气从上焦汗出，其烦必解。此方清、汗两用，清为主。故后世有的医家主张用于温病在表。

如果胃气有伤，身软气弱，上方加甘草取名栀子甘草豉汤。

如果还有呕吐，宜加生姜以止呕，方名栀子生姜豉汤。

豆豉制作工艺不同，疗效各异。以青蒿发酵者，多用于温病；用黄荆叶发酵者，用于伤寒。两者皆不可放盐。

七七、发汗，若下之而烦热，胸中窒者，栀子豉汤主之。

【评析】 用汗法、下法后，热邪入胸膈，烦热而又有窒闭感，同样可用栀子豉汤治之。余的体会此症比76条重，服药剂量上要多一些才合理。

七八、伤寒五六日，大下之后，身热不去，心中结痛者，未欲解也，栀子豉汤主之。

【评析】 紧接上条，继续叙述栀子豉汤的另一种适应证，发热不退又有心中结闷而疼痛，这都是热扰胸膈、热郁气滞或热郁上焦蒸热。有人用于西医的胸膜炎、感冒、咳嗽胸痛以及肺癌胸痛有效，供参考。

七九、伤寒下后，心烦腹满，卧起不安者，栀子厚朴汤主之。

栀子十四个，擘　厚朴四两，炙，去皮　枳实四枚，水浸，炙令黄

上三味，以水三升半，煮取一升半，去滓，分二服，温进一服，得吐者，止后服。

【评析】 如果病人使用下法后，热邪内扰胸腹，热邪下移，就得将栀子豉汤中宣发上焦郁热的豆豉去掉，加入厚朴、枳实除胀消满，栀子清热，治烦热卧起不安，一改宣、清为清、消剂，病机就有些不一样了。

值得提出枳实这味药，有人认为是现今的小粒枳实，这是不对的。古之枳实即今之枳壳也。宋代沈括、苏轼《苏沈良方》中云："理中丸所用枳实，只是枳壳。古人只谓之枳实，后人方别出枳壳一条。"因此，凡经方中用枳实皆为枳壳。

厚朴应用川朴，其气香而温；不可用柴朴（臭朴），其气臭而烈。

八〇、伤寒，医以丸药大下之，身热不去，微烦者，栀子干姜汤主之。

栀子十四个，擘　干姜二两

上二味，以水三升半，煮取一升半，去滓，分二服，温进一服，得吐者，止后服。

【评析】 一凡医善用巴豆丸治疗阳明胃里实证。有一病人患伤寒病表证求其治疗，凡医以丸药下之，病发热不但不减轻，反而出现心中烦热，又增加腹痛、肠鸣下利、脉沉迟等症状。凡医束手，来请仲景指导，仲景告诉他，表证本不应下，既然用了下药，必然出现变证，今出现烦热，说明表邪因下而传入上焦；泻下药伤及胃阳则出现腹痛、肠鸣、下利溏泄，这是寒热错杂证，当用栀子清热除烦，干姜温里祛寒，止痛止泻。药虽两味，精而不杂，用之必效。后果一剂而愈。

八一、凡用栀子汤，病人旧微溏者，不可与之服。

【评析】 栀豉汤类方为宣清之剂，里热用之当效。如果病人脾阳虚，大便时溏，当用温脾理中剂之类，断不可用苦寒栀子类药，用之则犯虚虚之戒。有学生问："81 条栀豉汤方有泄泻作用，何不用此治便秘？"余答：如果阳明里热燥结不下，又烦热不止，可以试用，热清则大便随行。如里热燥结重则当用调胃承气以苦咸泻下。清法有一定作用，但不能取代下法，一定要记住。

栀子豉汤类方为清宣剂，阳虚者无论便溏或大便硬结皆禁用。

八二、太阳病，发汗，汗出不解，其人仍发热，心下悸，头眩，身瞤动，振振欲擗地者，真武汤主之。

茯苓　芍药　生姜各三两，切　白术二两　附子一枚，炮，去皮，破八片

上五味，以水八升，煮取三升，去滓，温服七合，日三服。

【评析】　太阳病汗后伤及少阴阳气，出现阳虚，痰饮内作，虚阳外浮则发热，阳气不足则心悸跳动，痰饮内扰则头眩摇摇欲倒，阳不养筋则身体颤动，当用真武汤温阳镇水饮，其病可愈。若汗伤及胃阳，身体摇摇而不欲倒者，其病要轻，只宜 67 条茯苓桂枝白术甘草汤温胃健脾化饮，一在胃，一在肾，轻重各别，治则各殊。

八三、咽喉干燥者，不可发汗。

【评析】　辛温发汗的禁忌有多种，遇此情况是不能用的。如果肺胃津伤，津亏不养，禁用纯辛温发汗法。辛温者麻、桂、辛、姜者也，其性燥烈温散，发汗劫阴厉害，用于此类病人必致伤阴更重，必然加重咽喉干燥症状，甚至出现咯血等动血变证。如此类津虚病人外感寒邪，这就是表寒里虚证，当用养阴解表法。临证当会变通，乃得仲景学说精髓。慢性咽炎多咽喉干燥，按中医辨证当属太阳里热夹燥，很多医生都爱用发汗退热的中西药，为什么此病久治不愈，与医生乱投药不无关系。

余治一例慢性咽痛证，初以为上焦肺热化燥，用麦门冬汤加双花、岩黄连，用之不效，反见便下如灰色；二诊查苔白滑而舌体胖大，咽部不红肿、不干燥，脉虚，此为太阴虚寒浮热咽痛，以理中汤加砂仁、桔梗而愈。

在此要说明一下，痰饮阻隔口干咽燥者，不属于津伤者，不在此禁列。

八四、淋家，不可发汗，汗出必便血。

【评析】　素患淋证，小便不利的病人，由于有肾阴亏虚的本因，又有热结膀胱的标因，就不能用辛温纯汗法，汗多更伤阴液，阴伤邪更甚，邪热扰动必致尿血。

有部分小便不利病人属于痰饮引起，不在此禁列。

阳虚小便不利也不在此禁列。

八五、疮家虽身疼痛，不可发汗，汗出则痓。

【评析】 疮家初起有表证者，不禁汗法，故《内经》有“汗之则疮已”。疮疡溃后气血两虚，不能用纯汗法发汗再伤气血，故疮疡溃后气血虚禁汗。若行汗法，必致津伤血不养筋而发生痉挛抽搐，此时当用《金匮》内补当归建中汤加参、芪，补气血，其病乃止。

八六、衄家，不可发汗，汗出必额上陷脉急紧，直视不能眴，不得眠。

【评析】 常流鼻血之人，阴血已伤，当禁用纯汗法。若妄用之，必然致血不养目则直视，津液枯少、经络干涩则额上经脉急紧，血不养心则失眠，救治法当用四物、八珍之类。对仲景提出的禁汗证，要知其禁，又要知怎样解禁，否则就没有完整理解仲景学术内容。

衄家有表证，用养血解表法治之，病愈后又当治鼻出血。鼻出血成因很多，当找出致衄病因治之。现举一怪案：余先父陈建修先生，于20世纪40年代新中国成立前曾碰到一个县保警队士兵找他看病，主诉经常鼻流血不止，鼻塞头痛，看了不少医生都没有治好。还说鼻子里似乎有一什么东西堵塞，用力擤鼻，有一物刚到鼻孔边，用手一挖，又挖不着。先父寻思不出原因，于是对那个士兵说，你明天来，我给你想法子。回家后，先父苦想，鼻子里有个什么东西？是不是士兵出外野营练兵或下乡打仗，口渴了就在水沟边卧下喝水吃进去了蚂蟥？蚂蟥爬到鼻腔内躲起来吮血，堵塞久了既要头痛，也要出血？怎么才能知道是蚂蟥呢？俗话说，蚂蟥见不得水响，一响就朝响水处游来。只有用水逗它出来。次日，士兵来了，先父准备好一盆冷水，令士兵低头将鼻孔浸在水中；先父手持镊子守候在旁，约一分钟见一黑物蠢蠢而动，爬到鼻孔边，先父趁势挟住黑物一拉，一股黑血水从鼻腔涌出，病人大呼一声，好安逸。一视黑物，果然一蚂蟥也。士兵连声道谢而去。过了几天，士兵又来了，说好了一边鼻孔，还有一边仍不通，仍在流血，是不是还有蚂蟥在另外鼻腔内？先父又用上法试之却没有效果。先父想，蚂蟥爱吸血，不妨加点腥气重的羊血在水中引诱蚂蟥出来，于是从市场上找来羊血放入水中，如法试之，果然奏效，又有一只蚂蟥爬出被揪住。虫出鼻空，鼻出血自止而愈，善后当以芍药甘草汤加黄芪、当归、阿胶酸甘以生阴血。

八七、亡血家，不可发汗，发汗则寒栗而振。

【评析】 鼻出血亦属亡血家，已在86条中讨论了。此处指其他如咯血、尿血、便血、吐血，或妇科崩漏失血病人，若用汗法劫汗，血更伤而不能支，所以寒战。亡血家有太阳病，亦当用养血发汗法。

八八、汗家，重发汗，必恍惚心乱，小便已阴疼，与禹余粮丸。

【评析】 久患自汗的人，卫阳本虚，再用发汗重剂，阴伤则小便难，心阳伤则恍惚心乱。当用禹余粮丸。以上各条均无救治法，独见此条有，且有方名无药物。可见以上几条当有脱简。

禹余粮丸（根据桂林古本《伤寒杂病论》补入）

禹余粮四两　人参三两　附子二枚　五味子三合　茯苓三两　干姜三两

上六味，蜜为丸，如梧桐子大，每服二十丸。

八九、病人有寒，复发汗，胃中冷，必吐蛔。

【评析】 胃阳虚的人不能用汗法，若汗之，胃阳更伤。平素有蛔虫证的病人，胃冷蛔虫不安则吐出，如无蛔虫证则或吐清水。胃阳虚有外感寒邪，治当温阳解表，理中汤加表证药；胃中有热吐蛔，当用理中汤加黄连、乌梅。

九〇、本发汗，而复下之，此为逆也；若先发汗，治不为逆。本先下之，而反汗之，为逆；若先下之，治不为逆。

【评析】 表从表治，里从里治。表证不能用里药，里病不能用表药。如颠倒其治，皆称为逆。逆者，非其治也，治之必生祸端。表用汗法，表解或病愈，或内传致虚致实，实证为阳明腑结方可言下。里用里药，或病愈，或转出太阳，方可言汗。

九一、伤寒，医下之，续得下利清谷不止，身疼痛者，急当救里。后身疼痛，清便自调者，急当救表。救里宜四逆汤，救表宜桂枝汤。

【评析】 外感伤寒表证，庸医妄行攻下，导致表气不退尽，里阳又大伤，腹泻完谷不化，同时伴见身痛表证，此时表轻而里阳虚为急，宜用四逆汤主之。待到阳气恢复大便正常，仅剩身痛表证时，再行救表，救表者当用桂枝汤。医家临证，犹大将坐镇，何处为急当全力救急，不急处放置一边，待急处解除，则轻取不急处，稍稍用力，即可成功。临床不循先后缓急之法，必然慌张无措，束手无策也。

仲景时代医家粗工者多，常常在使用八法上没有章法可循，使成变证、坏证。仲景在长沙堂内接待的病人，误治者占的太多，很多病人是在别的地方治不好或治成坏证才找仲景救治，所以仲景才苦口婆心反复告诫。今天虽然很少在表证中用下法，但表证中用清法不少，表证不可用下，但亦不可用清，白虎汤剂在禁列。现在医生动辄用输液疗法，抗生素乃清法之用，大量盐水进入体内，阳明证少了，但太阴湿盛的病人多了。仲景学说到今天有了这些不同的变化，但其总的精神仍不脱离伤寒治法精髓。

九二、病发热头痛，脉反沉，若不差，身体疼痛，当救其里，宜四逆汤。

甘草二两，炙　干姜一两半　附子一枚，生用，去皮，破八片

上三味，以水三升，煮取一升二合，去滓，分温再服。强人可大附子一枚，干姜三两。

【评析】 当病人出现发热头身疼痛时，此证好像是表证，当用麻黄汤法，但切其脉又反沉属里。表证当现浮脉，脉不对证，

在疑似之间，用麻黄细辛附子汤试之，但服后病情不退，这说明脉沉是病机的关键，发热身痛是阳虚引起，急当用四逆汤，用之果然奏效。这里仲景提出脉象识别证候真假条文，告诫宜细心体查，万一在疑似间时用药试探以决定表里虚实。此处为舍症从脉的典型案例，当效法之。

九三、太阳病，先下之而不愈，因复发汗，以此表里俱虚，其人因致冒，冒家汗出自愈，所以然者，汗出表和故也。里未和，然后复下之。

【评析】 又是表证，粗工不先解表，而是先用下，下之不效，反转来才用汗法，汗、下颠倒应用致误，其人表里俱虚，此时症状见到眩晕，如果眩晕突然出了一身汗，由于机体阴阳的调节修复，表虚因自汗出，阴阳自和而愈。如果里虚因自汗出，虚转实，给下法创造了条件。下之必愈。

九四、太阳病，未解，脉阴阳俱停，必先振栗汗出而解。但阳脉微者，先汗出而解；但阴脉微者，下之而解。若欲下之，宜调胃承气汤。

【评析】 太阳表证中出现阴阳俱停的伏脉时，有可能阴阳自调而愈。自调的步骤是先有寒战，继而汗出，汗出脉伏而起，病自愈。如果寸脉微滞，可以通过发汗而解；尺脉微滞，说明下焦有燥结，可下而解。若用下，当用轻下之调胃承气汤。这里提出了表证的一个微滞脉候，与表证浮脉相对，浮脉为常，微滞脉为变。微滞脉主要为表邪郁滞不畅，故可汗解之。尺脉主里，即文中的阴脉，尺脉微滞，表明阳明有实，可下而解之。阳明脉实为常，尺脉微滞为变。这些常变情况，如果不从细致辨脉是不可得出的。六经病有常有变，知常达变，审视了然，方可万全。

九五、太阳病，发热汗出者，此为荣弱卫强，故使汗出，欲救邪风者，宜桂枝汤。

【评析】 又反复探讨桂枝汤证的适应证，指出荣弱卫强的病理，亦是桂枝汤证的病机。此条当与其他有关桂枝汤证条文参阅。

九六、伤寒五六日，中风，往来寒热，胸胁苦满，嘿嘿不欲饮食，心烦喜呕，或胸中烦而不呕，或渴，或腹中痛，或胁下痞鞕，或心下悸，小便不利，或不渴，身有微热，或咳者，小柴胡汤主之。

柴胡半斤　黄芩三两　人参三两　半夏半升，洗　甘草，炙　生姜各三两，切　大枣十二枚，擘

上七味，以水一斗二升，煮取六升，去滓，再煎取三升，温服一升，日三服。若胸中烦而不呕者，去半夏、人参，加栝楼实一枚；若渴去半夏，加人参合前成四两半，栝楼实四两；若腹中痛者，去黄芩，加芍药三两；若胁下痞鞕，去大枣，加牡蛎四两；若心下悸，小便不利者，去黄芩，加茯苓四两；若不渴，外有微热者，去人参，加桂枝三两，温覆微汗愈；若咳者，去人参、大枣、生姜，加五味子半升、干姜二两。

【评析】 太阳表实表虚阶段徘徊五六日，没有按一般的传变时间内传，也没有传入阳明，而是隔经传入少阳。所以少阳小柴胡汤列入太阳篇讨论，而不列入少阳篇讨论。这也说明太阳入少阳是主要传变渠道。太阳之寒邪在少阳本气虚时化热传入，出现往来寒热、胸胁部位苦闷胀满、不想说话、也不想吃东西、心里烦时而想吐，或口渴、喝水又不多，或腹中痛，甚或两胁胀满发硬，有的还会出现心悸、小便不利、时发低热，有时还有咳嗽。这些症状的出现，都是少阳机枢不利，热邪烦扰所致，就当用小柴胡汤治疗。小柴胡汤为和解少阳之剂。第一组药为柴胡、黄芩，为清解少阳胆经之热；第二组药有半夏、生姜，此为和胃之剂，生姜又有解表之用；第三组为人参、甘草、大枣，此为扶正和里之药，既清又和，胆胃两和、表里两解。小柴胡汤的加减法，提出了七点：①胸中烦而不呕；②若渴；③若腹中痛；④若胁下痞鞕；⑤若心下悸；⑥若不渴；⑦若咳。101 条有“有柴胡证，但见一证便是，不必悉具”。必须具有往来寒热、胸胁苦满、嘿嘿

不欲饮食、心烦喜呕几个主要证候中的任何一证方可下断语，否则会发生误诊。

九七、血弱气尽，腠理开，邪气因入，与正气相搏，结于胁下。正邪相争，往来寒热，休作有时，嘿嘿不欲饮食，脏腑相连，其痛必下，邪高痛下，故使呕也，小柴胡汤主之。服柴胡汤已，渴者属阳明，以法治之。

【评析】　本条紧承上条阐述小柴胡证的病理变化。对上条的一些主要证候从病理角度加以澄清。人体在血气虚衰、皮肤毛孔疏而不密、正气虚弱的情况下，病邪化热趁机侵入，和正气相搏而结聚在胁下，正气和邪气交争而发寒热往来，发作休作有时，此时默默不语，不思饮食，又由于人体脏腑相连，少阳之热邪必然侵犯胃脘而引起呕吐，这就是少阳证的病理。

如果小柴胡汤证的病理发展过程中口渴太盛，而不是少阳证的轻微口渴，则是饮水多，这时少阳之邪化热传入阳明气分，少阳证已去，阳明证口渴已具，治法当从阳明清之。

太阳、阳明、少阳三阳证发热证型是不同的，必须严加区别。太阳证热型是发热轻、恶寒重，且无汗脉浮；少阳证热型是发热与恶寒交替出现，即冷一阵热一阵，脉象仲景未标出，临床体会应当为弦数或弦实；阳明气分发热为发热如蒸，汗出，初起偶见恶寒，但很短，很快进入大热且有口渴喜饮阶段。

九八、得病六七日，脉迟浮弱，恶风寒，手足温，医二三下之，不能食，而胁下满痛，面目及身黄，颈项强，小便难者，与柴胡汤，后必下重。本渴饮水而呕者，柴胡汤不中与也，食谷者哕。

【评析】　太阳病六七天后，出现脉迟浮弱怕冷，但其手足尚温暖，这是表邪部分停留在太阳经，其余邪气直传三阴。由于手足尚温，阳气伤之未重，此时可用理中汤加桂枝治之。然而粗工胡乱用攻下丸药连下几次，致使中阳更伤而不能进食。又增加了胸胁胀满，面目及全身发黄，颈项也牵强不舒适，小便也跟着不顺畅，这是典型的太阴虚寒湿郁致黄。此时若用四逆加茵陈温阳除湿热，其病当退。但粗工见到胸胁苦满以为少阳主证已备，以小柴胡入口，大便就发生坠胀，本来有口渴，这时喝了水就呕吐，吃东西也要哕了，这是粗工乱用药伤及胃阳之逆证，此时仍当用理中法加茵陈、半夏之属。

九九、伤寒四五日，身热，恶风，颈项强，胁下满，手足温而渴者，小柴胡汤主之。

【评析】 恶风、颈项强为太阳病；胁下满为少阳病；手足温而渴为阳明病。三阳合病，少阳为主，当治少阳，小柴胡汤主之，少阳一开，其他二经之证亦势孤而自退。数经合病，何经病重就治何经，这是一个大原则。

一〇〇、伤寒，阳脉涩，阴脉弦，法当腹中急痛，先与小建中汤。不差者，小柴胡汤主之。

小建中汤方

桂枝三两，去皮　甘草三两，炙　大枣十二枚，擘　芍药六两　生姜三两，切　胶饴一升

上六味，以水七升，煮取三升，去滓，内饴，更上微火消解，温服一升，日三服。呕家不可用建中汤，以甜故也。

【评析】 太阳表证证候已无。此时病人的脉象是轻取为涩，重按为弦，脉涩为气血不通，弦脉主痛。从脉象推测，病人一定有腹痛症状，问之果然。由于涩主虚，当为太阴虚寒作痛，当用小建中汤主之。如果有的病人服小建中汤没有效果，那就得从少阳入手，因为少阳兼有虚寒时，病人亦会腹中痛，因是少阳证之兼证，就当用小柴胡汤去黄芩加白芍。

小柴胡汤证兼腹痛和小建中汤证腹痛在疑似间，仲景亦有错治的时候，但大师立即纠正，其治学精神是何等可佳。

考学生的一道试题：孙中山确诊是患肝癌，协和西医束手。你来从六经辨析开方怎么治？学生答道："愚以为当按'胁下偏痛'为主，兼用茯苓四逆汤，温肾驱水邪。"评曰：本病病在厥阴肝、太阴脾、少阴肾三经，本气大虚，标有瘀结、水阻。治当补为

主，消为辅。拟用真武合黄芪建中安三阴气阳、气血，阳旺则水当去，阳旺则瘀结得开，再以鳖甲煎丸小其量用之以直捣邪之肯綮。外以民间方鲜岩白菜冲烂兑醋外包患部。此治或可回生于万一，或可延缓时日亦未知。此治法亦为引玉之砖，余以为后来学者能够超过先贤，中医事业才有希望。

黄芪建中汤为小建中汤加味方，温养气血脾胃，上述医案与之有关，故放到一处讨论。

一〇一、**伤寒中风，有柴胡证，但见一证便是，不必悉具。凡柴胡汤病证而下之，若柴胡证不罢者，复与柴胡汤，必蒸蒸而振，却复发热汗出而解。**

【评析】 太阳表实表虚之寒邪化热隔经传入少阳，不一定要出现所有症状，只要有主症中的往来寒热、胸胁苦满、默默不欲食、心烦喜呕中任何一种证候都可作出肯定判断而用小柴胡汤。柴胡汤证忌下，如果粗工误用了下法，柴胡汤证仍在，还可继续用柴胡汤治之；不过，由于误下伤及正气，此汗出而解的方式就变为汗出蒸蒸，以蒸阳明之汗而愈，否则必传阳明。

一〇二、**伤寒二三日，心中悸而烦者，小建中汤主之。**

【评析】 太阳表证已经有二三天了，病人突然出现心悸不安的症状，这是寒邪直入少阴出现的气血虚证候，当用小建中汤温养气血，气血旺则心悸平。如虚寒甚则当用茯苓四逆汤治之，方为合拍。小建中汤之治，是母病补子之治，心为母脏，脾为子脏，子来救母，故为母病补子之治。病势缓者可用此法。

心中悸而烦，属于少阴虚寒者，用此方则无效。现举一例，一颈椎间盘突出症女性病人，病发时颈项强痛，心中悸而烦躁盛，初从太阳病以桂枝加葛根汤治之不效，继从少阴阳虚治之，通脉四逆汤一帖心悸而烦躁即止，余下颈项强痛未除，病势转出太阳，则按桂枝加葛根汤加桃仁、红花、黄芪治之病退。六经病是变动的，阴阳生克制化和阴阳自和都使证候出现动态变化，药物治疗也可以使之转化；六经一体，以六经领百病，不以方证为最后依托，这是《伤寒论》的精髓。

一〇三、太阳病，过经十余日，反二三下之，后四五日，柴胡证仍在者，先与小柴胡汤。呕不止，心下急，郁郁微烦者，为未解也，与大柴胡汤下之则愈。

柴胡半斤　黄芩三两　芍药三两　半夏半升，洗　生姜五两，切　枳实四枚，炙　大枣十二枚，擘

上七味，以水一斗二升，煮取六升，去滓再煎，温服一升，日三服。一方，加大黄二两，若不加，恐不为大柴胡汤。

【评析】 太阳病十多天才转入少阳，粗工不明事理，不用和法，而妄行下法，连续用了二三次，四五天后，若柴胡证还在，仍可用小柴胡汤。如果因下出现呕吐不止（少阳证仍在），心下急满（阳明腑证征兆），郁郁微烦（阳明腑证征兆），这时既有少阳证候，又有阳明胃腑证候，这是少阳阳明两病，治当用和、下两法，大柴胡汤主之，去掉小柴胡中的人参、甘草加白芍、枳实、大黄。或问：前医用下法导致的还可以用前医的下法治之？回答：不可以。因为少阳病还在，必须和、下两用方可。

一〇四、伤寒十三日不解，胸胁满而呕，日晡所发潮热，已而微利，此本柴胡证，下之以不得利；今反利者，知医以丸药下之，此非其治也。潮热者，实也，先宜服小柴胡汤以解外，后以柴胡加芒硝汤主之。

柴胡二两十六铢　黄芩一两　人参一两　甘草一两，炙　生姜一两，切　半夏二十铢，本云五枚，洗　大枣四枚，擘　芒硝二两

上八味，以水四升，煮取二升，去滓，内芒硝，更煎微沸，分温再服，不解更作。

【评析】 又是一个误治救逆案。

病程：十三日不解。

主症：胸胁满而呕，日晡所发潮热，已而微利。

诊断：柴胡证（少阳兼阳明里实）。

治疗：（此非其治）知医以丸药下之（巴豆类下药）。

效果：今反利者（失败）。

救逆治疗：先用小柴胡汤撤少阳之热，再以柴胡加芒硝汤下阳明燥热。

效果：下之已，不得利（微利为阳明热甚，下之热去反而利止）。

讨论失败原因：①不能用巴豆一类温下药，此为热结，非寒下不可；②当先用小柴胡汤撤少阳之热，再用柴胡加芒硝汤下阳明热结；③已不能用大柴胡汤，因前医用巴豆伤了胃气，只能用润下轻药芒硝，故当另立一新方方可。

一〇五、伤寒十三日，过经谵语者，以有热也，当以汤下之。若小便利者，大便当鞕，而反下利，脉调和者，知医以丸药下之，非其治也；若自下利者，脉当微厥，今反和者，此为内实也，调胃承气汤主之。

【评析】　丸药误攻救治病案。

病程：伤寒十三日。

主症：过经谵语者，小便当利，大便当鞕。

病因：以有热也（阳明腑证）。

治疗：（非其治也）医以丸药下之。

效果：而反下利，脉和者。

仲景救逆方案：

分析：服用丸药之后，其人“反下利，脉调和”，如果是转入太阴虚寒，“脉当微厥”，今反和者，此为内实。

治疗：“当以汤药下之”，调胃承气汤主之。

为什么仲景用下药能愈而粗工用下则失败？这是因为粗工用下的丸药为巴豆一类热下药，然内实因热而成，当用寒下，故而失败。下法若不分寒热，一样不会有效果。104条亦是这样的教训。

一〇六、太阳病不解，热结膀胱，其人如狂，血自下，下者愈。其外不解者，尚未可攻，当先解其外，外解已，但少腹急结者，乃可攻之，宜桃核承气汤。

桃仁五十个，去皮尖　大黄四两　桂枝二两，去皮　甘草二两，炙　芒硝二两

上五味，以水七升，煮取二升半，去滓，内芒硝，更上火微沸，下火，先食温服五合，日三服，当微利。

【评析】 太阳表证未解，反而化热随经入腑，与血相搏，结于膀胱。病人表现如狂证一样，如果突然大便下血，血出后，邪有出路，阴阳自和自调，病人就有痊愈的希望。如果此时还有表证，先当用汗法解之，如果要用攻下法下瘀血治疗狂证，必须要等少腹内结才可以下之，宜桃核承气汤主之。

表有邪、里有结，若里急为甚，当以下法为先；若表邪为重，里气未结，又当汗法为先。这是仲景反复证明了的成功经验，非常可靠。

此方治疗伤科急证，从高处坠落伤及胯部，大、小便不通欲死者，有特效。余经治几例皆愈。

太阳病热入下焦，入血分与血结发狂，用桃核承气汤主之。

亦有太阳病入里，阳明里结发狂。余先父陈建修先生早年在务川县乡下治一阳明发狂病人，病人啃床沿、狂跳不止，家人以为中邪，欲请神汉送鬼；查其舌焦黑而枯，起于发热之后，大腹拒按，当时正是深夜，急令人打着灯笼火把去田边、水沟等处挖得牛耳大黄、鱼鳅串、土知母、车前草等拿回家中熬水灌服，下得燥屎小半盆，霍然而愈。此法亦仲景下法之变用也。

一〇七、伤寒八九日，下之，胸满烦惊，小便不利，谵语，一身尽重，不可转侧者，柴胡加龙骨牡蛎汤主之。

柴胡四两　龙骨　黄芩　生姜，切　铅丹　人参　桂枝，去皮　茯苓，各一两半　半夏二合半，洗　大黄二两　牡蛎一两半，熬　大枣六枚，擘

上十二味，以水八升，煮取四升，内大黄，切如棋子，更煮一两沸，去滓，温服一升。本云，柴胡汤今加龙骨等。

【评析】 误治败案救逆病例介绍。

病程：伤寒八九日。

主症：病邪仍在表。

治疗：误治用下。

误下变证：

(1)表邪化热传入少阳则胸满。

(2)误下气虚则烦惊。

(3)误下伤津化热，热扰神明则谵语。

(4)误下气化不行则小便不利。

(5)误下经气不利则身尽重，不可转侧。

救逆处理：

(1)小柴胡汤去胸满。

(2)龙骨、牡蛎、铅丹镇惊(铅丹即黄丹，需包煎)。

(3)大黄泄热止谵语。

一〇八、伤寒，腹满谵语，寸口脉浮而紧，此肝乘脾也，名曰纵，刺期门。

【评析】

症状：腹满、谵语。

脉象：寸口脉浮而紧。

诊断：太阳表证仍在，阳明已成里实。此为表证与阳明里实证合病。

治疗：当先治里急，承气法下之，里去再治其表。肝来乘脾病机存疑待考。

一〇九、伤寒发热，啬啬恶寒，大渴欲饮水，其腹必满，自汗出，小便利，其病欲解，此肝乘肺也，名曰横，刺期门。

【评析】 伤寒发热恶寒，表邪仍在，今腹满，又见大渴饮水，若是阳明经热，热甚当耗液伤津，小便当少，今小便反多，此与阳明经热证有别。此时又汗出，知其阴阳在自调，病就有可能阴阳自和而痊愈。“此肝乘肺也”以下存疑待考。

一一〇、太阳病二日，反躁，凡熨其背而大汗出，大热入胃，胃中水竭，躁烦，必发谵语；十余日振栗自下利者，此为欲解也。故其汗从腰以下不得汗，欲小便不得，反呕，欲失溲，足下恶风，大便鞕，小便当数，而反不数及不多，大便已，头卓然而痛，其人足心必热，谷气下流故也。

【评析】 太阳病的第二天，按太阳表证一般传变的时间顺序，第二日发生烦躁的症状，这是化热传入阳明，当用清法之白虎汤，然而粗工仍守在太阳经表证上，误用辛热药炒热熨背以求其发汗，由于辛热药加上阳明里热两阳相劫，汗大出，阳明里热更甚致胃中阴伤口渴，躁烦更甚，这样发展下去必然发谵语说胡话，此时当用大剂白虎加人参汤泄热生津方可转危为安，否则经热就要转入阳明腑而成腑结证候。如果此时不乱投药，十余天后，全身发生寒战，上半身出微汗，大便亦通利，这又是人体阴阳在自行调节、自我修复，为将痊愈的征兆。如果不是这样，而是腰以下汗少，小便也少，甚或呕吐，小便失禁，两足怕风，大便也硬结，则小便一定多，现在小便反而少，这显然不合常理。大便过后，头突然疼痛，此时病人足心温暖，这是阳气下行的征兆，亦可自愈。阴阳自和的第一种情况，通过寒战汗出，小便通利，使热邪自去而愈。另外一种情况是通过大小便的自调，令阳气下行而自愈。阴阳自和58条那段经文要牢牢记住，经常要用到。

一一一、太阳病中风，以火劫发汗，邪风被火热，血气流溢，失其常度，两阳相熏灼，其身发黄。阳盛则欲衄，阴虚小便难。阴阳俱虚竭，身体则枯燥，但头汗出，剂颈而还，腹满微喘，口干咽烂，或不大便，久则谵语，甚者至哕，手足躁扰，捻衣摸床。小便利者，其人可治。

【评析】 伤寒太阳表虚，本来就自汗出，这时不能用火劫法再行发汗。粗工胆大妄为，居然敢用火劫法治之，火热必然导致气血沸腾，邪火与火法之火两阳熏灼。

其误治变证：①热蒸少阳胆经而皮肤发黄；②火热迫血则鼻出血；③阴被阳劫则枯少，少则小便不多；④阴伤则身体枯燥；⑤热蒸则头汗出；⑥热邪居于中焦则腹满微喘；⑦火势上炎则口干咽烂；⑧热结阳明则大便内结，久则热扰神明而发谵语，热甚则至哕。

病因：标有火热，本已阴伤。

预后：阴存则吉，阴亡则凶。

测试方法：有小便者，阴尚存，主吉，其人可治。无小便者，阴已亡，主凶，其人不可治。

可治者治之：发黄者，茵陈蒿汤加生地、赤芍；鼻出血者，泻心汤加水牛角、丹皮、赤芍；阴伤小便不多者，芍药甘草汤加生地；阴伤身体枯燥者，百合地黄汤加火麻仁；热致腹满而喘者，葛根芩连汤，内有结者加大黄、芒硝；阳明燥结谵语者，调胃承气汤加玄参、麦冬；火势上炎口烂者，竹叶石膏汤，甚者加泻心汤；热哕者，白虎加人参汤加竹茹、赭石。

火法误治或伤阳或伤阴。伤阳者救阳，伤阴者救阴。阴阳二气乃人身之生命，缺一不可。“阴阳会通”，“变化难极”，一部《伤寒论》就在阴阳二气上立论。此条对后世温病学启示很大，伤寒多救阳，温病多救阴，当留心牢记。

一一二、伤寒，脉浮，医以火迫劫之，亡阳，必惊狂，卧起不安者，桂枝去芍药加蜀漆牡蛎龙骨救逆汤主之。

桂枝三两，去皮　甘草二两，炙　生姜三两，切　大枣十二枚，擘　牡蛎五两，熬　蜀漆三两，洗去腥　龙骨四两

上七味，以水一斗二升，先煮蜀漆，减二升，内诸药，煮取三升，去滓，温服一升。本云，桂枝汤，今去芍药，加蜀漆、牡蛎、龙骨。

【评析】　太阳病证，具有表证浮脉，本可用汗法治之，取微似汗而解。粗工以火法劫汗，汗出过多导致心阳大伤而坐卧不

安，甚至惊狂不止，这是误治变证，当用桂枝去芍药加蜀漆牡蛎龙骨救逆汤治之。此条与上条比较，上条火劫法伤阴致生诸证，此条为火劫伤阳致心阳将脱。为什么此方用龙骨、牡蛎收纳阳气，而不用附子剂温阳救逆？曹颖甫《伤寒发微》作了这样的解释："方用龙骨、牡蛎以收散亡之阳，蜀漆以去上窜之痰，而惊狂乃定。于桂枝汤原方去芍药者，方欲收之，不欲其泄之也。又按亡阳有二：汗出阳虚者，宜附子以收之；汗出阳浮者，宜龙骨、牡蛎以收之。病情不同，故治法亦因之而异也。"

大汗伤心阳，轻者用甘草干姜汤，稍重者用干姜附子汤，最重的用四逆汤或茯苓四逆汤。此方介于甘草干姜汤之后，温心阳兼镇心安魄。附子剂力更宏，其力为救则重，桂枝剂为温则轻。两方有轻重之别，故仲景用龙骨剂而不取附子剂。

一一三、**形作伤寒，其脉不弦紧而弱。弱者必渴，被火必谵语。弱者发热，脉浮，解之当汗出愈。**

【评析】 如果遇到这样的病人，像表证一样，有头痛、发热、恶寒症状，但其脉象出现不弦紧而弱之脉，又有口渴的情况，这是里虚津伤兼表，弱脉为虚脉，口渴为津伤，这就不可以用火劫发汗法，如果用之必然导致气阴大伤而成谵语之候。此处的谵语当是阳气阴津大伤的缘故，妄汗致虚之逆证，当用茯苓四逆汤治之，补阳生津则愈。如果不是弱脉而是浮脉，为里气不虚，就当用汗法治之。

此处仲景提出弦紧二联脉，以鉴别口渴是否为饮邪中阻之候，如弦紧而口渴，饮邪也。《金匮要略·痰饮咳嗽病脉证并治》关于弦脉为痰饮脉象的记载有"脉偏弦者饮也"。紧亦为饮邪脉候，如 67 条茯苓桂枝白术甘草汤中有"脉沉紧"的记录。仲景在此以弦紧二脉的有无来确定口渴是否由饮邪所致，这种脉比脉的鉴别思路值得效法。既然非饮邪，那口渴就有可能是阳明里热或太阴津伤，阳明里热脉当为实，太阴津虚脉当为虚，今见弱脉，此虚脉也，故此口渴为里虚津少所致。从以上分析应该为里虚兼表。胡希恕先生主张用桂枝二越婢一汤治之，可供参考。余以为当去石膏加葛根、人参以增强补气阴、生津止渴作用为妥。如果没有饮邪和里虚，仅见浮脉，自然只能用汗法。

一一四、太阳病，以火熏之，不得汗。其人必躁，到经不解，必清血，名为火邪。

【评析】 太阳病无汗，庸医不用麻黄汤发汗，而是用火熏法发汗，用后病人没有汗出(发汗无汗，知里有津不足之证，本当养津取汗，此用纯汗不可，火熏法更不可)，热邪不从外散而郁于体内，热扰神明必然烦躁，待到传经尽的第六天太阳经正当旺盛时，病可因阳气和、阴阳自调而愈。如此时不能修复，里热下移大肠必热迫血行而出现便血的证候，这是误治变证中火邪致动血的情况，仲景没列出治法，此当用白头翁汤加生地、赤芍、白芍、阿胶。

如果便血解而表邪仍未去，又当用桂枝汤小发其汗方可。

一一五、脉浮，热甚，而反灸之，此为实，实以虚治，因火而动，必咽燥，吐血。

【评析】 脉浮，发热很重，有可能是温病在表或表寒里热，这两种情况都不能用灸法。灸法是针对虚寒证而用，今表热重而用火灸之，是热者热之，也犯“实实”之戒，误治两热相加其势更烈，上炎咽喉则干燥，入血则会吐血，当用白虎汤加生地、丹皮、玄参、犀角(现用水牛角代)。

如果表有温邪高热，当用辛凉清解之银翘散加大青叶、石膏之类；表寒里热则用大青龙汤加芦根、白茅根、一枝黄花之类。

一一六、微数之脉，慎不可灸，因火为邪，则为烦逆，追虚逐实，血散脉中，火气虽微，内攻有力，焦骨伤筋，血难复也。脉浮，宜以汗解，用火灸之，邪无从出，因火而盛，病从腰以下必重而痹，名火逆也。欲自解者，必当先烦，烦乃有汗而解，何以知之？脉浮，故知汗出解。

【评析】 灸法适用于里虚寒证，里虚热证禁用。误用为逆，必生变证、坏证。

原因：火气虽微，内攻有力。

症状：焦骨伤筋，血难复也（可用芍药甘草汤加阿胶救逆），或为烦逆（可用竹叶石膏汤救逆），腰以下必重而痹（苓姜术甘汤救逆）。

证名：火逆证。

预后：阴阳自我调节成功则愈。

自调程序：先烦躁，脉浮，出汗而解。如果阴阳自和不成功，就当观其脉证，知犯何逆，随证治之。

一一七、**烧针令其汗，针处被寒，核起而赤者，必发奔豚。气从少腹上冲心者，灸其核上各一壮，与桂枝加桂汤，更加桂二两也**。

桂枝五两，去皮　芍药三两　生姜三两，切　甘草二两，炙　大枣十二枚，擘

上五味，以水七升，煮取三升，去滓，温服一升。本云，桂枝汤，今加桂满五两，所以加桂者，以能泄奔豚气也。

【评析】　烧针汗出，针处受冷风吹，或打湿受寒，针眼处红肿起块，在现在看来是局部感染，如感染内传出现热毒冲心，寒热内作，则为表寒内热，当表里两解，大青龙汤加人参、双花、连翘、赤芍，这是变治法。

如果是寒邪入里导致阴寒内结，少阴阳气虚而无力化解，相反阴寒乘势助生水气冲逆，形成奔豚气痛欲死证候。此时当用桂枝加桂汤温阳散寒，利水平冲。主药桂枝散寒、温气、利水，重用方生效。如嫌白芍助阴则去之。单用桂枝汤则力不足，仲景加大桂枝量则独显其效，故另立为桂枝加桂汤。

一一八、**火逆下之，因烧针烦躁者，桂枝甘草龙骨牡蛎汤主之**。

桂枝一两，去皮　甘草二两，炙　牡蛎二两，熬　龙骨二两

上四味，以水五升，煮取二升半，去滓，温服八合，日三服。

【评析】

症状：表寒。

正治：麻黄汤或桂枝汤。

误治：烧针。

误治变证：烦躁。

误治后病因：心阳内伤。（以方测因，反推法得知）

救逆：桂枝甘草龙骨牡蛎汤。

方解：桂枝、甘草辛甘化阳以复心阳；龙骨、牡蛎安神以除烦。汗出脉浮烦躁当以温阳剂龙牡收之，不宜用救阳附子剂。

反推法测方、测证、测因，这是学习《伤寒论》的重要方法之一。

反推法程序：烦躁用桂枝甘草龙骨牡蛎汤能治愈，说明此方是对的，今分析此方又是复心阳的，所以反证出此烦躁是由心阳不足引起的。

此条未列误下变证。分析从略。

一一九、太阳伤寒者，加温针必惊也。

【评析】

证候：太阳伤寒者。

正治：麻黄汤或桂枝汤。（微似汗而解，不可重汗）

误治：温针。（“火气虽微，内功有力”。劫汗力宏，伤阳必重）

误治变证：必惊。

救逆法：仲景未列法。

以证测方：桂甘龙牡汤治之。

一二〇、太阳病，当恶寒发热，今自汗出，反不恶寒发热，关上脉细数者，以医吐之过也。一二日吐之者，腹中饥，口不能食；三四日吐之者，不喜糜粥，欲食冷食，朝食暮吐，以医吐之所致也，此为小逆。

【评析】

证候：太阳病当恶寒发热。

正治:麻黄汤或桂枝汤。

误治:吐法。

误治证:小逆证。

一次误吐:反不恶寒发热,关上脉细数者(一次吐,伤上焦阴津故脉细数)。

二次误吐:腹中饥,口不能食(二次吐,伤中阳不运则口不能食)。

三次误吐:不喜糜粥,欲食冷食,朝食暮吐(三次吐,伤下焦阳气则朝食暮吐)。

由上而下渐次加重,可见小逆不小。

救逆法:仲景未列方。

以证测方:理中汤或四逆汤以救阳;若阴伤当用麦门冬汤。

一二一、**太阳病吐之,但太阳病当恶寒,今反不恶寒,不欲近衣,此为吐之内烦也**。

【评析】 太阳病表证禁用吐法,若违背之,还会因吐耗伤津液内生烦热。不恶寒反恶热,热已在里,不欲近衣,热在骨髓也(11条),当用白虎加人参汤(26条)。表寒化热,由阴转阳,阴阳转化就在片刻间。

一二二、**病人脉数,数为热,当消谷引食,而反吐者,此以发汗,令阳气微,膈气虚,脉乃数也。数为客热,不能消谷,以胃中虚冷,故吐也**。

【评析】 发汗后发热,仲景用反推法辨别证候虚实。

主症:发汗后,发热,脉数。

反推法:假定主症发热是实热,脉是实脉,那就应当消谷引食,(热则消谷善饥),今不能消谷,说明胃中无热而是胃中虚冷所致。由于胃中虚冷,脉当为弱数脉,发热为虚阳外浮之假热,其吐当为寒冷所致。

这是汗后伤阳虚热外浮证候的辨析。

仲景未列治法,以证测方,当用理中汤或通脉四逆汤。

一二三、太阳病，过经十余日，心下温温欲吐，而胸中痛，大便反溏，腹微满，郁郁微烦。先此时自极吐下者，与调胃承气汤。若不尔者，不可与。但欲呕，胸中痛，微溏者，此非柴胡汤证，以呕故知极吐下也，调胃承气汤。

【评析】 重吐、重下，误治阳明少阳疑似辨析。

太阳病重吐重下（巴豆热下丸剂一类）。

误治后症状：心下温温欲吐，与少阳证心烦喜呕有别，说明非少阳证之主症。

重吐重下伤害太阴、阳明见症：胸中痛，大便反溏，腹微满郁郁。

误治转阳明腑轻症：腹微满。（大便应为溏而滞，舌苔当微黄，腹拒按，阳明证症状缺少，疑有脱简）

救逆：调胃承气汤。（苦咸轻下，与热下巴豆丸不同，参考105条）

误治损伤症状和疑似少阳之阳明腑证交织在一起，非耐心辨证不可能找出真正病因。大便溏滞，用通下药，为因势利导的通因通用法，属《内经》的从治法。

一二四、太阳病六七日，表证仍在，脉微而沉，反不结胸，其人发狂者，以热在下焦，少腹当鞕满，小便自利者，下血乃愈。所以然者，以太阳随经，瘀热在里故也。抵当汤主之。

水蛭，熬　虻虫，各三十个，去翅足，熬　桃仁二十个，去皮尖　大黄三两，酒洗

上四味，以水五升，煮取三升，去滓，温服一升，不下，更服。

【评析】 太阳表证六七天后表邪仍在，部分寒邪化热陷入下焦，热入血分相结，其人脉微沉，反不结胸，病人狂言乱语，小腹硬结满胀，病在血分，气分未受影响小便自然顺畅，瘀热结于下焦，为有形之物，当用抵当汤攻逐瘀热之结。此时表证仅为次症，根据两经合病哪经重先治哪经的原则，独取其下。下证愈后，表证因解者则勿用药；表证仍在者，又当解表。

此处为阳转阴，气分转血分，无形转有形。用抵当汤后当有瘀血败血从大便而下，此为有形之证据。

郑钦安有代抵当汤（桃仁、归尾、生地、肉桂、大黄、芒硝、穿甲），此方可与上方相间而用以加快药效。

一二五、太阳病身黄，脉沉结，少腹鞕。小便不利者，为无血也。小便自利，其人如狂者，血证谛也，抵当汤主之。

【评析】

主症：身黄。

次症1：小便不利（湿热阻滞）。

病因：湿热发黄（气分发黄）。

治疗：茵陈蒿汤。

次症2：小便利（病在血分），其人如狂，脉沉结，少腹鞕。

病因：蓄血发黄（血证谛也）。

治疗：抵当汤主之。若血结偏重可用桃核承气汤。（此处不用茵陈之类，瘀热去发黄自退）。

六经病除了辨识在脏在腑，还要辨别在气在血。气血辨治亦是非常重要的，不可忘记。

一二六、伤寒有热，少腹满，应小便不利，今反利者，为有血也，当下之，不可余药，宜抵当丸。

水蛭二十个，熬　虻虫二十个，去翅足，熬　桃仁二十五个，去皮尖　大黄三两

上四味，捣分四丸，以水一升，煮一丸，取七合服之，晬时当下血，若不下者，更服。

【评析】　少腹满为主症。如果设定为水结下焦引起的少腹满，那一定“应小便不利”；“今反利者”，说明不是水邪，而“为有血也”，当下之，宜抵当丸治之。因没有身黄，病情稍缓，药当从缓剂治疗。

学生某用黄芪建中汤合抵当丸治疗一直肠癌病人，十天后病情大为好转。病人以太阴脾气血虚为主，阳明大肠癌结瘀聚

为标，以黄芪建中扶正，抵当丸攻邪，标本两治而获效。

一二七、太阳病，小便利者，以饮水多，必心下悸；小便少者，必苦里急。

【评析】 承接上文。上条讲瘀热结于下焦，此条讲水停在中焦和下焦的情况。喝水多而小便通利，心下悸，这是水停中焦，以证测方当用苓桂术甘汤温太阴以除水邪；喝水多而小便少，少腹急迫，这是水停下焦，当用五苓散治之。

第三章 辨太阳病脉证并治下

一二八、问曰：病有结胸，有脏结，其状何如？答曰：按之痛，寸脉浮，关脉沉，名曰结胸也。

【评析】

病名：结胸（误下变证）。

起因：太阳病误下。

病因：寒邪化热与水结于胸中。

主症：按之痛。

脉象：寸脉浮，关脉沉；浮者热也，沉者水也。正是水热结于胸中，胸膜炎类疾病可从此病辨治。

一二九、何谓脏结？答曰：如结胸状，饮食如故，时时下利，寸脉浮，关脉小细沉紧，名曰脏结。舌上白胎滑者，难治。

【评析】

病名：脏结（误下坏证）。

起因：太阳病误下。

病因：寒邪入里与水结于胸中。

主症：如结胸状，饮食如故，时时下利。

脉象：寸脉浮，关脉小细沉紧。

预后：舌上白胎滑者，难治。

结胸在通常情况下为阳证、实证、热证、变证；脏结为阴证、虚证、寒证、坏证。

病人有太阳表证，里气未虚，误用攻下药，邪陷里化热与痰饮结于胸中，正气未虚，清之、消之即可，疾病的预后尚好；然而，病人素有三阴虚寒再感受外寒，里外皆寒，若妄行下法，外寒陷里与内寒、痰饮互结胸中，阳大虚而阴寒甚，太阴阳气不运则时时下利，太阴中焦痰饮内结则脉沉紧，阳虚脉不行则小细。如果苔白而滑，阴寒太甚，阳气已无，一派死阴，孤阴不生，故难治，所以称坏病。

一三〇、**脏结无阳证，不往来寒热，其人反静，舌上胎滑者，不可攻也**。

【评析】 既然脏结是无阳坏证，自然不会有往来寒热少阳证热型。舌上苔滑，一派阳虚阴浊凝结，岂可用攻下再灭生机？如欲救将绝之阳，可用真武合通脉四逆大剂与之，一线残阳、一派阴浊，或可回生于万一。

一三一、**病发于阳，而反下之，热入因作结胸；病发于阴，而反下之，因作痞也**。**所以成结胸者，以下之太早故也**。**结胸者，项亦强，如柔痉状，下之则和，宜大陷胸丸**。

大黄半斤　葶苈子半升，熬　芒硝半升　杏仁半升，去皮尖，熬黑

上四味，捣筛二味，内杏仁、芒硝，合研如脂，和散，取如弹丸一枚，别捣甘遂末一钱匕，白蜜二合，水二升，煮取一升，温顿服之，一宿乃下；如不下，更服，取下为效。禁如药法。

【评析】 承接128条，对发生结胸的病理予以解释。结胸是病在表而用攻下导致邪热入内而成结胸；如果是无热怕冷的阴证，用攻下法，就不会成结胸，而变成脏结、痞塞不通。结胸如果还并发颈项强直，这是热邪太甚又有痰饮为害，就可用攻下之大陷胸丸治之。大黄、芒硝通腑泻胸中之热，葶苈子、杏仁、甘遂祛除痰饮，急则治标，待标邪去后再温补太阴。

一三二、**结胸证，其脉浮大者，不可下，下之则死**。

【评析】 结胸一般情况下是热证、实证，这是言其常，但亦有转化变异的情况。如果脉表里皆浮大，表明表有邪且里气已

虚，阳证转为阴证，就不可按常规法用大陷胸丸下之(131 条)。误用攻下又犯“虚虚”之戒，病情就会加重。死字当活看，不一定要死。

一三三、**结胸证悉具，烦躁者亦死**。

【评析】 烦躁一证，有虚有实。虚证烦躁有轻有重，轻者尚可治疗，重者为阳气将脱虚阳外扰，阳不抱阴，阴阳离决，主预后不良。结胸出现烦躁甚者，由实转虚，由虚转脱，主危。

一三四、**太阳病，脉浮而动数，浮则为风，数则为热，动则为痛，数则为虚，头痛发热，微盗汗出，而反恶寒者，表未解也。医反下之，动数变迟，膈内拒痛，胃中空虚，客气动膈，短气躁烦，心中懊憹，阳气内陷，心下因鞕，则为结胸，大陷胸汤主之。若不结胸，但头汗出，余处无汗，剂颈而还，小便不利，身必发黄**。

大陷胸汤方

大黄六两，去皮　芒硝一升　甘遂一钱匕

上三味，以水六升，先煮大黄，取二升，去滓，内芒硝，煮一两沸，内甘遂末，温服一升，得快利，止后服。

【评析】 太阳病出现“浮而动数”之脉，已不是纯表脉候，有里虚之数脉，此为表实里虚。粗工妄行攻下，动数变为迟脉，迟者寒也，胃气受伤，邪气化热乘虚入内助生痰饮结于膈中则拒按而痛，虽然有烦躁，这是实烦，与虚烦不同，由于是热与痰胶结，证情较重，当用大陷胸汤主之。

如果热不结于胸中，下移与水相结，下焦阻塞，小便不利，湿与热蒸酿，必然成为黄疸病症，又当从黄疸辨治。

一三五、**伤寒六七日，结胸热实，脉沉而紧，心下痛，按之石鞕者，大陷胸汤主之**。

【评析】 大结胸汤对于热实很重的结胸证亦有很好疗效，轻症为“按之痛”，此处为“心下痛，按之石鞕”，显然病情更重，此方皆效。

一三六、伤寒十余日，热结在里，复往来寒热者，与大柴胡汤。但结胸无大热者，此为水结在胸胁也。但头微汗出者，大陷胸汤主之。

大柴胡汤方

柴胡半斤　枳实四枚，炙　生姜五两，切　黄芩三两　芍药三两　半夏半升，洗　大枣十二枚，擘

上七味，以水一斗二升，煮取六升，去滓再煎；温服一升，日三服。一方加大黄二两，若不加，恐不名大柴胡汤。

【评析】 少阳阳明合病之大柴胡汤证，病机有热结在里的腑结证，同时有复往来寒热的少阳证，当用大柴胡汤和、下两治；结胸则无大热，热与水在胸胁，大陷胸汤治之。两者区别：一个在上焦胸胁，一个在少阳和阳明；一个为水热互结，一个为少阳热邪与阳明燥热。病机和病位各异，治法当不同。

一三七、太阳病，重发汗而复下之，不大便五六日，舌上燥而渴，日晡所小有潮热，从心下至少腹鞕满而痛不可近者，大陷胸汤主之。

【评析】 特殊型结胸证与阳明腑证鉴别。

特殊型结胸证：

症状：从心下至少腹鞕满而痛不可近，可有更衣，舌上燥而渴（水阻津液不升则渴），小有潮热。

病机：水热互结阳气不通，不通则痛

治疗：大陷胸汤治之。

阳明腑证：

症状：但少腹满，不更衣，潮热重。

病机：热邪化燥结于大肠，肠中有燥屎不下。

治疗：大承气汤、小承气汤主疗之。

一三八、小结胸病，正在心下，按之则痛，脉浮滑者，小陷胸汤主之。

黄连一两　半夏半升，洗　栝楼实大者一枚（全栝楼）

上三味，以水六升，先煮栝楼，取三升，去滓，内诸药，煮取二升，去滓，分温三服。

【评析】

方名：小陷胸汤。

主治：小结胸证。

病位：正在心下。

病因：痰热结于心下（以方测因推出）。

鉴别：大陷胸为热与水结，在胸腹，其势重；小陷胸为热与痰结，在心下，其势轻。

栝楼实即全栝楼。王肯堂《伤寒准绳》称："肥大结实者，连子连皮细切用，今人只用核仁，非也。"加工方法：冬季采得黄熟鲜瓜蒌，切成条状（连子瓤），一道放在火上烤干即可，自干瓤枯者效大减。

一三九、太阳病，二三日，不能卧，但欲起，心下必结，脉微弱者，此本有寒分也。**反下之，若利止，必作结胸；未止者，四日复下之，此作协热利也**。

【评析】 太阳病在一周左右发生了三种不同的证候：第一种情况是二三日后，表寒入里与饮结于心下，寒饮扰乱神明则不能卧，时时欲起，寒邪凝滞则脉微弱，标为寒饮，治当苓桂术甘汤。第二种情况，此时粗工不明事理，反用攻下法，如果先泻后自然停止，寒气肆虐，热气来复，形成寒化热与痰结于胸中，必作结胸，此时当用小陷胸汤治之；此处寒饮转化热饮，这种由阴转阳则是通过阴阳胜复规律发生的，也是阴阳自调的结果。由阴转阳为顺，顺者吉。第三种情况，如果用下法后泄泻不止，这是中阳被伤，热邪内生表邪仍在的表里证，治当葛根芩连汤主之。如果是表尽中阳未伤不夹寒饮的泄泻，又当从理中法。

从此条看出六经病是变动的，即“动则生变”、“成败依伏生乎动”。以灵活变通的思维看六经，治法必灵活多变，疗效必然上乘。

一四〇、太阳病，下之，其脉促不结胸者，此为欲解也；脉浮者，必结胸；脉紧者，必咽痛；脉弦者，必两胁拘急；脉细数者，头痛未止；脉沉紧者，必欲呕；脉沉滑者，协热利；脉浮滑者，必下血。

【评析】 仲景是以脉测证的高手。《伤寒论》中以脉测证的条文不少。一部《伤寒论》皆以“病脉证并治”为题，说明脉在证候中的重要性。太阳病误用下法，阴阳受伤不重，阴阳自我调节，脉急促而不结胸，这是阳气来复，病将随阳气修复而自行解除；如果脉象出现浮紧，病势正强，很可能入里化热与痰互结形成结胸；脉紧表示寒邪结于喉中，必咽痛；脉弦为痰饮结于两胁，必牵引作痛；脉细数，细者为虚，数者为热，虚热在头，则头痛不止；脉沉紧为痰饮在胃，必欲呕吐；脉沉滑为热在里而下利不止；脉浮滑为热移下焦，必出现便血。仲景在此处的推断，实为大医之“切而知之谓之巧”的能工巧匠。然现今能有如此脉学本领的医家太少，因此，加强脉学功夫训练就非常重要。

这里举一个以脉测证的病案：1968 年，余大学毕业后在贵州黄平县军垦农场当兵锻炼，下乡给当地苗民看病，一个二十来岁的苗族青年找余把脉看病，他首先告诉我，看得出就请医生处方，看不出就算了。他在考我功夫。余当时年轻气盛，一定要显示给他看。于是切其脉，发现他右寸脉独浮数躁急，知他肺经血分一定有热，再看他两颧潮红，知其一定有咳嗽动血的症状。余诊毕就下断语：你肺部有病，一定有咳嗽咯血。病人站起身来就说，我不找你看了！说完就走了。在场看病的苗民有十多个，其中有几个说，医生你把他看出来了，前几天他咳嗽大咯血差点死了！我说，那他怎么不找我处方呢？他们回答道，他怕说出真病情了不好找媳妇。余后来才知道这个病人患的是肺结核。两个月后在路上他碰到我，一定要我给他开方，余欣然给他开了一张月华丸处方，要他经常挖折耳根（鱼腥草）煎水当茶喝（仲景有獭肝散治痨，但此物不易得，故用时方。后来在民间医生处得到一肺结核特效方（岩白菜，岩火炮，岩豇豆，鹿衔草，五匹风，苦葛，走马胎，鸡屎藤，马兰，十大功劳，鱼腥草），累用累效，对西药耐药者更效）。门诊时有些病人常常来试探医生功夫，没有脉学功夫必然丢丑。《难经》云："切而知之谓之巧。"这个"巧"功必须好好向仲师学习，练好切脉功夫。当然亦要四诊合参，方得上全。

一四一、病在阳，应以汗解之，反以冷水潠之，若灌之，其热被劫不得去，弥更益烦，肉上粟起，意欲饮水，反不渴者，服文蛤散；若不差者，与五苓散；寒实结胸，无热证者，与三物小陷胸汤，白散亦可服。

文蛤散方

文蛤五两

上一味为散，以沸汤和一方寸匕服，汤用五合。

五苓散方

猪苓十八铢，去黑皮　白术十八铢　泽泻一两六铢　茯苓十八铢　桂枝半两，去皮

上五味为散，更于臼中杵之，白饮和方寸匕服之，日三服，多饮暖水，汗出愈。

白散方

桔梗三分　巴豆一分，去皮心，熬黑，研如脂　贝母三分

上三味为散，内巴豆，更于臼中杵之，以白饮和服，强人半钱匕，羸者减之。病在膈上必吐，在膈下必利，不利，进热粥一杯，利过不止，进冷粥一杯。身热皮粟不解，欲饮衣自覆。若以水潠之、洗之，益令热却不得出，当汗而不汗则烦。假令汗出已，腹中痛，与芍药三两如上法。

【评析】 病在表，应当用汗法治之，这是规矩，有的粗工以为发热用冷水潠法以退热，这是明显与汗法相悖。其表热被冷

水一激，热邪阻于内而更加烦躁，皮肤被冷水一激，必然要起鸡皮疙瘩，腠理毛孔紧缩，水寒结于皮肤腠理之内，这种表有水寒内有郁热之证，当用文蛤散治疗。考此处文蛤散仅一味，清热尚可，无散水寒之功，应当以《金匮》记载方为妥：文蛤五两，麻黄、甘草、生姜各三两，石膏五两，杏仁五十个，大枣十一枚，散水寒、清里热，通过汗出而愈。如果散表清里没有效果，那一定是表有寒邪，里有水饮，当用表里两解之五苓散治之，表寒从汗解，里饮从膀胱而去。如果潠法致寒水结于胸中引起胸中痛，按之痛甚，这是寒实结胸证，因为无热结，就不得与小陷胸汤，而当用“三物小陷胸汤”，白散亦用之更佳。

考“三物小陷胸汤”一定不是前述“小陷胸汤”，因方证不合。此汤应当另有组成，待考。余根据病因当用蜘蛛香、土知母、桔梗治之。

此处用巴豆为主的三物白散以下寒实结胸，攻下分寒热，各有所治，其可混淆乎？

一四二、太阳与少阳并病，头项强痛，或眩冒，时如结胸，心下痞鞕者，当刺大椎第一间、肺俞、肝俞，慎不可发汗，发汗则谵语，脉弦。五日谵语不止，当刺期门。

【评析】《伤寒论》大部分条文都是用药，很少用到针刺疗法。本条施以针技，全不用药，说明仲景亦是针灸行家。

病名：太阳与少阳并病。

症状：头项强痛（太阳病）；或眩冒，心下痞鞕（少阳病）。

诊断：太阳表寒，少阳热郁。

治疗：①肺俞（针刺）；②肝俞（针刺）；皆用泻法。

取穴施针解析：泻肺俞以解太阳表邪，泻肝俞以清少阳。

仲景告诫不可发汗，是因为少阳禁汗，少阳太阳两经病皆重，汗法利于太阳而不利于少阳，和法利于少阳而不利于太阳，两难之间则去药治而求于针术。仲景灵活变通若是，值得效法。若妄行汗法，汗出伤阴化热传于胃腑，胃热上蒸神明必发谵语，里实已盛，脉当弦实。过了五天到经旺之时不能自愈，谵语不愈者，就当针刺期门穴以泻热通腑。

此处可否用药治，值得商议。余以为少阳病证候急当先和少阳，小柴胡汤用二煎轻和之，和而不犯太阳，少阳热郁开，再以桂枝汤小发其汗，并以少少饮热水润胃气保胃液不致里结，其病三全三顾，不愈待何。

一四三、妇人中风，发热恶寒，经水适来，得之七八日，热除而脉迟身凉，胸胁下满，如结胸状，谵语者，此为热入血室也，当刺期门，随其实而取之。

【评析】 针刺疗法还可以治疗妇人经期感冒热入血室，其症状为胸胁下满，像结胸那样，甚则说胡话，当刺期门以泻肝热，其病可愈。余以为经期感冒热已入血，当用小柴胡汤加生地、水牛角、赤芍、丹皮、当归为是，温病学家们的经验值得参考，余经治多例有效。

另根据清代王绳武《大生集成》经验用柴胡地黄汤（柴胡二钱、黄芩三钱醋炒、甘草一钱、生地黄三钱、杭芍三钱醋炒、丹皮三钱）治之，“表未解者加生姜一钱、苏叶一钱；表解之后，热甚者，加熟大黄二钱；瘀血停滞者，加桃仁二钱。此症发时，多主昏闷，夜发晨苏，盖邪入阴分也。古有刺欺蒙（期门）穴即愈。按欺蒙穴在乳下三寸，如不善刺，用大黄磨、麝香少许、乌药磨，三味调合，擦其穴亦愈”。

一四四、妇人中风，七八日续得寒热，发作有时，经水适断者，此为热入血室，其血必结，故使如疟状，发作有时，小柴胡汤主之。

柴胡半斤　黄芩三两　人参三两　半夏半升，洗　甘草三两　生姜三两，切　大枣十二枚，擘

上七味，以水一斗二升，煮取六升，去滓，再煎取三升，温服一升，日三服。

【评析】 小柴胡汤为少阳气分方，不加血分药而调经、和解

两治，效果不好。（结合仲景用药规律，应当加入凉血散瘀之药，方得仲师用药精神）

一四五、妇人伤寒，发热，经水适来，昼日明了，暮则谵语，如见鬼状者，此为热入血室，无犯胃气及上二焦，必自愈。

【评析】 妇人经期感冒，热入血室，血与热结，其证在下焦，故谵语说胡话并有幻觉，不能用汗法以伤上焦卫气，亦不可用吐法伤及中焦胃气，这是原则，切记。只能用小柴胡汤加生地、赤芍、当归、丹皮、水牛角等，凉血泄热。

一四六、伤寒六七日，发热微恶寒，支节烦疼，微呕，心下支结，外证未去者，柴胡桂枝汤主之。

桂枝一两半，去皮　黄芩一两半　人参一两半　甘草一两，炙　半夏二合半，洗　芍药一两半　大枣六枚，擘　生姜一两半，切　柴胡四两

上九味，以水七升，煮取三升，去滓，温服一升。本云，人参汤作如桂枝法，加半夏、柴胡、黄芩，复如柴胡法，今用人参作半剂。

【评析】 既有"发热微恶寒、支节烦疼"之太阳表寒，又有"微呕，心下支结"之少阳证，乃太阳少阳两感证，就当以桂枝汤解表，小柴胡汤和里，汗、和两用，必当痊愈。由于两证皆轻，故用半剂轻取即可。轻者轻用，重者重投。轻病重投必伤正气，病重药轻病势不去。仲景用药若斯，处处显出大师手笔。

一四七、伤寒五六日，已发汗而复下之，胸胁满微结，小便不利，渴而不呕，但头汗出，往来寒热，心烦者，此为未解也，柴胡桂枝干姜汤主之。

柴胡半斤　桂枝三两，去皮　干姜二两　栝楼根四两　黄芩三两　牡蛎二两，熬　甘草二两，炙

上七味，以水一斗二升，煮取六升，去滓，再煎取三升，温服

一升，日三服，初服微烦，复服，汗出便愈。

【评析】 太阳病误治变证之救治病案。

主症：伤寒五六日。

误治用法：已发汗而复下之。

误治变证：①转入少阳：胸胁满微结，往来寒热，心烦者；②伤阳水饮内作：小便不利，渴而不呕。

救治法：和解少阳，温化水饮。（以方测法得出）

方药：柴胡桂枝干姜汤。

方解：柴胡、黄芩和解少阳；干姜、桂枝、甘草温化水邪；栝楼根、牡蛎逐水饮开结止渴。（渴而不呕为有热伤津，故当用；渴而呕者为单独饮邪，则不可用。）为什么不用小柴胡汤加减？小柴胡汤中有人参、半夏、大枣，对热伤津者不宜，且又不能化水邪，故只将和解少阳主药柴胡、黄芩取来另行组方，加入生津化结和温化水饮两组药另组成一方。一改以往以和、消合用和解少阳之法。

一四八、伤寒五六日，头汗出，微恶寒，手足冷，心下满，口不欲食，大便鞕，脉细者，此为阳微结，必有表，复有里也。脉沉，亦在里也，汗出为阳微。假令纯阴结，不得复有外证，悉入在里。此为半在里半在外也，脉虽沉紧，不得为少阴病，所以然者，阴不得有汗，今头汗出，故知非少阴也，可与小柴胡汤。设不了了者，得屎而解。

【评析】 本条提出了“阳微结”疑似证的鉴别：

（1）阳微结与少阴病的鉴别：阳微结为表寒里热结，为半表半里证；少阴病为纯里虚寒证。阳微结表寒手足冷为外寒，少阴病手足四逆为阳虚里寒。阳微结仅头汗出，少阴病则全身出（胡希恕先生称“少阴病不会有汗”，这是一般情况下，但少阴病亦有出汗的病候。见283条、300条）。阳微结脉细不微弱，少阴病脉微细而弱，一为实脉，一为虚脉。神志上少阴病但欲寐，阳微结神志无异常。腹内症状，阳微结大便热硬，少阴病则不硬而下利。既然阳微结为表里合邪，治当小柴胡汤，表气开，里热泄，热去而里热得解，大便热结因之得行。少阴病为里虚寒证，治当四逆汤温里，阴得热则冷结得开，大便亦行。

（2）阳微结与阴结的鉴别：阳微结脉沉而紧，大便硬因于热结；阴结为里纯阴而结，且无外证，大便硬因于寒凝，脉当为沉细，寒得热则开，当用理中辈。

鉴别诊断在仲景条文中屡见，本条是一个典型事例。

如果阳微结发展到心中不了了时，表邪去而里热结于大肠，就当用攻下药如调胃承气汤以下燥屎，（在未出现“心中不了了”前，可根据胡希恕先生经验小柴胡汤加大黄），和解表里就显得力不足了。

小柴胡汤有两大功效，一是和解少阳，二是和解表里。本条就是和解表里之具体运用。

一四九、伤寒五六日，呕而发热者，柴胡汤证具，而以他药下之，柴胡证仍在者，复与柴胡汤，此虽已下之，不为逆，必蒸蒸而振，却发热汗出而解。若心下满而鞕痛者，此为结胸也，大陷胸汤主之。但满而不痛者，此为痞，柴胡不中与之，宜半夏泻心汤。

半夏半升，洗　黄芩　干姜　人参　甘草，炙，各三两　黄连一两　大枣十二枚，擘

上七味，以水一斗，煮取六升，去滓，再煎取三升，温服一升，日三服。须大陷胸汤者，方用前第二法。一方用半夏一升。

【评析】　有三种情况必须交代清楚：

（1）少阳证误下而柴胡证仍在者，胸胁苦满，仍当用小柴胡汤治之，解以蒸蒸汗出（又见 101 条）。

（2）下后心下满而鞕痛者，为水热结胸，当用大陷胸汤。

（3）下后痞满而不痛，此为寒热虚实互结于太阴、阳明，治当用半夏泻心汤。泻以芩、连，温以干姜，补以人参、大枣、甘草，和以半夏。

此方对寒热虚实互见之脾胃疾病有良效。

一五〇、太阳少阳并病，而反下之，成结胸，心下鞕，下利不止，水浆不下，其人心烦。

【评析】 具备发热、恶寒、体痛、脉浮的太阳病，又具有胸胁苦满的少阳病，称太阳少阳并病，治当两解之。粗工不明事理，误用下法，以致热与水结于胸中，心下鞕，又下利不止，连水都喝不下去，并有心中烦躁，这是攻下药造成的结胸坏证。心下鞕为水饮所致，水饮不入并下利为太阴脾阳大伤，烦躁为阳气将脱，实盛阳脱，逐水又伤阳，扶阳水盛又不服，两难其间，故称坏病。仲景未列治法。余以为当救里为急，先以通脉四逆汤救阳，待阳气来复再以陷胸法除水饮，或可回生于万一。

一五一、脉浮而紧，而复下之，紧反入里，则作痞，按之自濡，但气痞耳。

【评析】 脉浮紧为太阳病，粗工反用攻下法，表邪入里，脉转为沉紧，胃阳受伤，中焦痞满不痛，按腹软而不硬，这是气滞不行所致之气痞，仲景未列治法，当用厚朴生姜半夏甘草人参汤。厚朴除气痞消胀满，生姜、半夏和胃气，人参、甘草健脾、和太阴。

一五二、太阳中风，下利呕逆，表解者，乃可攻之。其人漐漐汗出，发作有时。头痛，心下痞鞕满，引胁下痛，干呕短气，汗出不恶寒者，此表解里未和也，十枣汤主之。

芫花，熬　甘遂　大戟

上三味，等分，各别捣为散。以水一升半，先煮大枣肥者十枚，取八合，去滓，内药末。强人服一钱匕，羸人服半钱，温服之，平旦服。若下少病不除者，明日更服加半钱，得快下利后，糜粥自养。

【评析】 太阳表虚又出现下利呕逆，这是太阳阳明合病，当用32条、33条葛根汤和葛根加半夏汤治之。但粗工妄行攻下法，导致心下痞鞕满，引胁下痛，干呕短气，汗出不恶寒，这是水饮停于胸胁之证，当用十枣汤攻下水饮。本方为治标之重剂，虚人不可妄用。本方在使用上既要逐水邪又要扶正保胃气。大枣煎水送服，以及之后的糜粥自养都体现了这一思想。

保胃气是仲景的一贯思想。《伤寒论》、《金匮要略》二百多首处方，百分之九十几都有保胃气之药垫底，使攻而勿伤（《伤寒论》最突出的保胃气之药便是甘草、大枣两味，其中甘草有七十个方应用，大枣也有四十个方应用。其余诸方用到的稀粥、糜粥、大麦粥、粳米、白蜜、白饮、饴糖、白粉、清浆水等都在保胃气）。这点在临床上非常重要，你只要不保胃气，其祸马上出现。

学生问："十枣汤在《金匮要略·痰饮咳嗽病脉证》两次出现，在苓桂术甘汤、甘遂半夏汤之后。《外台》茯苓饮等常规武器失效之后，可能十枣汤是最后解决痰饮问题的'终极武器'？"余答曰："痰饮、水气、水邪皆为津液所化，为病理废物。仲景讨论很多，是伤寒病的重要并发症。六经阴阳运行，阳化气，阴成形，相须而用，生克制化，生生灭灭。阳布津以濡养全身，阳不化津则津液漫行，生成水饮、水气、痰饮，或在太阳或在太阴或在少阳或在厥阴或在少阴，或在上焦或在中焦或在下焦，无处不在。一方面痰饮水邪为标当去之，另一方面是六经气化无力或阳气不及不能敷布津液，因此，仲景明示'病痰饮者，当以温药和之'。阳旺则阴散，如太阳一出天下阴湿散尽。痰饮有轻有重，有多有少，轻者苓桂术甘汤、五苓散之流，重者甘遂半夏汤、十枣汤之辈。标急者，论轻重和在何经以选用轻重之方；本虚者，当温六经之阳。轻者干姜甘草汤，稍重用附子理中汤，极重用真武汤。标本先后，各司其职，对路了皆是治病终极武器，岂一十枣汤乎？"

十枣汤治疗肝腹水体实年壮属太阴湿盛者甚效，常在数天内消除腹水（体不胜药力可用十枣汤中芫花、甘遂、大戟研末，以枣泥调成糊状包于神阙穴，连用一周），水主要从大便中排出。有呕血病史者，当用奇效散（民间特效止血药）预防。继而以理中合黄芪建中汤加味培补太阴、厥阴气血以善后。太阴少阴阳气不足，必然阴气太盛，水湿停聚成痰成饮。这是六经标病。

痰饮有在上焦、中焦、下焦之分，有轻重缓急之别。根据《内经》“泻盛蠲余”的原则，治标方面，轻者用苓桂剂，重者十枣、甘遂、半夏，缓则小半夏加茯苓。上焦用小青龙，中焦用苓桂剂，下焦用五苓散、牡蛎泽泻散。热化为水热互结用大陷胸丸、木防己汤、己椒苈黄丸。水与瘀结在下焦，用大黄甘遂汤。热化为痰热用小陷胸丸。固本方面，仲景指示“病痰饮者，当以温药和之”。轻则用理中，重则真武、金匮肾气丸。此为温补固本大法，阳气一照，阴气自散。其病属太阳、太阴、少阴、厥阴，热化则转属阳明。

十枣汤治疗胸膜炎亦有效。体虚不堪重剂时当慎用。学生某来信息询问：“施今墨先生六十四岁时患胸膜炎，每天请西医抽水数百毫升无好转，家人已准备后事，施突然忆起某书载甜瓜子可治此病，用之遂愈。施氏为什么不用十枣汤？”余解释道：“花甲之年不堪重剂，非不知也。十枣汤为峻下痰饮重剂，为治标猛药，六经实证为上好之方。六经本虚则不相宜。甜瓜子药性平和，乃王道之药，对老年三阴经本虚标实痰饮停留正合病机。”施今墨亦重民间单方，由此可见民间医不可忽视。

余在本书232条注中提到的六经病脉证并治与今天民间、民族医之所长（专病专方）相结合是中医学的又一个重要发展阶段，这一认识余有深切体会。余从事民间、民族医药方药的采集、整理、运用亦近五十多年，曾跑遍全省各少数民族地区及民间各地，收集数千个民间、民族医绝妙方。这些对仲景的《金匮》杂病六经分治起到了非常好的补充作用。如《金匮》中的肺痨，仅有獭肝散，此药极难得，而据胡希恕先生记载某名医用之不效。复方治疗也只有月华丸，用了该药，单味药疗效尚难肯定。西医中有人也说中医没有单味抗结核药，治疗结核他们自诩是西药的优势。而中医一般认为就是百合固金汤、月华丸等方，单味者仅有鱼腥草、功劳叶、百部、白及、葎草等。但余在黔东南苗族地区采集到的一种叫“雷公树”的灌木枝杆则是单味抗结核之良药，散剂、汤剂直接服用则可，疗程两个月以内治愈，我曾用此药治愈一例极罕见的脾结核。严重腰椎结核背已驼者余亦治疗多例，只不过是与另外一个民间抗结核验方合用。又如治疗狐疝（直疝和斜疝），《金匮》用蜘蛛散，余曾用农家屋边织网蜘蛛治疗不效。后来查阅贵州名医王聘贤先生书介绍说是野外笔筒蜘蛛，由于此蜘蛛不易捕捉，只好放弃。但民间则有治此病之验方。有一余姓老年病人得斜疝，他家中有几个亲戚都是西医外科医生，劝他做手术算了，他不愿意手术而来求余，余介绍他去一民间医朋友处，五帖单方治愈。又如急性胆囊炎剧痛不止，六经分治属少阳、阳明合病者，用大柴胡汤常可立竿见影取效，但遇上太阴虚或老年人此方则不宜，如用我在贵阳民间采集之方（方药组成：大山羊 10～15 克，桑寄生 200g，生甘草 5g）对两类胆痛皆效，一般一帖服一次，两小时痛大减，两帖治愈者多。又如慢性头痛，只要是三阳经风热、瘀阻者，用我在民间采集的头痛鸡蛋方，一次见效占八成，一二十年病程的老头痛，有的要一天吃十多包西药头痛粉（解热止痛散）才能维持，只要用此方约九成病人皆可治愈，余治愈者不下一百例。又如癫痫，这是中西医都很棘手的顽疾，治缓解则可，根治则很难，余用仲景方亦少效，然而余的一民间医朋友三十多年来治愈该病约六七十例。又如脑膜炎（流行性乙型脑炎、流行性脑脊髓膜炎、病毒性脑炎）昏迷期或后遗症期用民间验方很快起效，昏迷者一般八小时苏醒，后遗症失语、肢废、头痛、晕厥等常在两三周内收功。这类病例太多，只是约举几例以证明而已。如将这些专病专方在仲景六经病脉证并治的理论指导下运用，中医必然来一次大的飞跃。

民间医学（包括民族医学）是我们中医学的重要组成部分，它有自己的发展史，亦有自身特点和特殊性。仲景一百一十三方中有不少是民间方，如一物瓜蒂散、苦参汤、雄黄熏法、皂荚丸、獭肝散、大乌头煎、诃黎勒散、紫参汤、黄连粉、蜘蛛散、狼牙汤、红蓝花酒、小儿疳虫蚀齿方等。民间医学也是千百年来祖先们治病积累的宝贵经验，它以专方专药专治某病为特点，不讲辨证论治，更没有六经思维，但治某病只要拿准了就会起到吹糠见米之效。《金匮》中的很多专病专方就有这样的功能。余主张民间医之验方与六经辨治结合，就是想利用民间医这一优势，理论受仲景六经学说统领，既用经方治证，同时又用民间医验方治病，中医证与病有机结合，中医两大优势融为一体，疗效必佳。

一五三、太阳病，医发汗，遂发热，恶寒，因复下之，心下痞，表里俱虚，阴阳气并竭，无阳则阴独，复加烧针，因胸烦，面色青黄，肤瞤者，难治；今色微黄，手足温者，易愈。

【评析】 本条是粗工一误二误三误案例。太阳病用汗法没有错，错在汗出太多伤及表阳而恶寒发热，此恶寒发热为表阳虚，绝对不是表寒证，此一误也；医又用攻下药，导致胃阳伤而心下阳虚痞满证，这是表里俱虚，此二误也；粗工仍然执迷不悟，又妄行烧针，如果出现胸中烦，面色青黄晦暗，皮肤跳动，这是阴阳将绝，此为难治病，此三误也。如果面色微黄而有光泽，手足尚温者，病还有希望。粗工一误二误三误，将病人推向绝路，仲景在长沙堂见到这种情况一定是要掉泪了。

一五四、心下痞，按之濡，其脉关上浮者，大黄黄连泻心汤主之。

大黄二两　黄连一两

上二味，以麻沸汤二升渍之，须臾，绞去滓，分温再服。

【评析】 此条为热结心下之痞证。症状为按之柔软不痛，关脉浮实。无形实热在心下，只宜麻沸汤浸泡取汁服之，取其轻薄之力泄无形之热，在于清而不在于下。重药轻投，胃中热邪岂有不去之理乎？热痞不虚，体实者，为对症良剂。大黄黄连泻心汤泻阳明实火，在气在血皆可，胃热吐血为妙剂。钩端螺旋体病咯血、吐血用本方加双花、生地、丹皮、生甘草大效。

余以为根据仲景一贯保胃气思想来看，本方应加生甘草一两为妥。

一五五、心下痞，而复恶寒汗出者，附子泻心汤主之。

大黄二两　黄连一两　黄芩一两　附子一枚，炮，去皮，破，

别煮取汁

上四味，切三味，以麻沸汤二升渍之，须臾，绞去汁，内附子汁，分温再服。

【评析】 承接上条，如有热痞见证，又有恶寒汗出的阳虚证，少阴里阳虚加阳明热实，虚实互见。

“壮火食气”，邪热消耗阳气致里阳大虚而里热仍炽盛之虚实互见证候，用此方当效。

一五六、本以下之，故心下痞，与泻心汤，痞不解，其人渴而口燥烦，小便不利者，五苓散主之。一方云，忍之一日乃愈。

【评析】

主症：心下痞，其人渴而口燥烦，小便不利。

误治：与泻心汤。

效果：痞不解。

病因：水饮阻隔中焦，津液不主上承则口渴而燥烦；水饮阻滞胃中，则心下痞；水饮阻滞下焦，则小便不利。

正治：五苓散化气利水。

一五七、伤寒汗出，解之后，胃中不和，心下痞鞕，干噫食臭，胁下有水气，腹中雷鸣，下利者，生姜泻心汤主之。

生姜四两，切　甘草三两，炙　人参三两　干姜一两　黄芩三两　半夏半升，洗　黄连一两　大枣十二枚，擘

上八味，以水一斗，煮取六升，去滓，再煎取三升，温服一升，日三服。附子泻心汤，本云加附子。半夏泻心汤、甘草泻心汤，同体别名耳。生姜泻心汤，本云理中人参黄芩汤，去桂枝、术，加黄连，并泻肝法。

【评析】

病名：胃中不和，水气成痞。

起因：太阳病后汗出引起。

症状：心下痞鞕，干噫食臭，腹中雷鸣，下利。

病因：寒热虚实互见，以水气为主，标有水气、兼有阳明里

热；本有太阴脾虚。（水气成痞）

治疗：生姜泻心汤。

方解：生姜、干姜、半夏辛以化水气，佐以芩、连泻阳明里热，人参、大枣、甘草补太阴脾气，主药为生姜，重在化水气以消痞。

一五八、伤寒中风，医反下之，其人下利，日数十行，谷不化，腹中雷鸣，心下痞鞕而满，干呕，心烦不得安。医见心下痞，谓病不尽，复下之，其痞益甚，此非结热，但以胃中虚，客气上逆，故使鞕也，甘草泻心汤主之。

甘草四两，炙　黄芩三两　干姜三两　半夏半升，洗　大枣十二枚，擘　黄连一两

上六味，以水一斗，煮取六升，去滓，再煎取三升，温服一升，日三服。

【评析】

病名：误下胃中虚痞。

症状：心下痞鞕而满，下利，谷不化，腹中雷鸣，干呕，心烦不得安。

病因：寒热虚实互见，以胃虚为主。（胃虚作痞）

治疗：甘草泻心汤。

生姜泻心汤、甘草泻心汤、半夏泻心汤三方历来医家众说纷纭。余以为共治寒热虚实之痞证，皆为阳明热邪合太阴脾虚有水饮。生姜泻心汤重在消水气，故以生姜为主；甘草泻心汤重在调胃气，故以甘草为主；半夏泻心汤重在化痰饮，故以半夏为主。临床可根据病邪轻重选用三方。总之，三个泻心汤重在调理太阴、阳明虚实混合证。有的注家说是调理中、下焦之不和，此说余不敢苟同。

一五九、伤寒，服汤药，下利不止，心下痞鞕。服泻心汤已，复以他药下之，利不止，医以理中与之，利益甚。理中者，理中焦，此利在下焦，赤石脂禹余粮汤主之。复不止者，当利其小便。

赤石脂一斤，碎　太一禹余粮一斤，碎

上二味，以水六升，煮取二升，去滓，分温三服。

【评析】 误用攻下药，伤及太阴、阳明两经，可引起多种证型的泄泻证。第一种情况就是太阴脾虚泄泻，其病在中焦，病机是太阴阳虚不能温化水谷。第二种情况是下焦肠滑不禁，这与理中汤的病机不一样。太阴泄泻当用理中法，肠滑不禁当用赤石脂禹余粮汤以固肠止泻。第三种情况就是阳明大肠水饮作泻，小便不利，当用分利法，小便利则泄泻止。

泄泻的病机有多种，《伤寒论》很多条文涉及，当注意鉴别治之。

一六〇、伤寒吐下后，发汗，虚烦，脉甚微，八九日心下痞鞕，胁下痛，气上冲咽喉，眩冒，经脉动惕者，久而成痿。

【评析】 痿证的病机有多种，此处的痿证为汗吐下伤及津液，不能濡养筋脉，致下肢痿软无力，不能行步且无疼痛者。吐、下、发汗，表里俱虚则虚烦，亡失津液，脉不充则脉甚微，胃虚水饮内作则心下痞鞕，气上冲则眩晕，筋脉失养则动惕。水饮与津伤同时出现，在未成痿证前可用苓桂术甘汤治之。久久成痿者，当用猪肤汤养少阴津液，再用芍药甘草汤养下焦之阴。如为阳虚成痿，又当用附子汤治之。病机大都在太阴、少阴两经。

一六一、伤寒发汗，若吐若下，解后，心下痞鞕，噫气不除者，旋覆代赭汤主之。

旋覆花三两　人参二两　生姜五两　代赭一两　甘草三两，炙　半夏半升，洗　大枣十二枚，擘

上七味，以水一斗，煮取六升，去滓，再煎取三升，温服一升，日三服。

【评析】 有一种呃逆证，是由汗、吐、下伤及胃气，内生水饮引起的，其症状为心下痞鞕、噫气不除，当用旋覆代赭汤主之。标为水饮上逆，本为太阴脾虚。人参、甘草、大枣补脾气，生姜、半夏化水饮，代赭石、旋覆花降胃气。

呃逆一证，病证多端，太阳病寒气犯胃，鼻鸣干呕噫气者，有

桂枝汤；阳明腑热气上冲，噫气不除，有承气汤；太阴脾寒噫气不除，有理中汤；少阴绝症噎气不除，阳将上脱，有通脉四逆汤加沉香；厥阴病寒热虚实犯中，气上撞心噎气者，有乌梅丸。

一六二、下后，不可更行桂枝汤。若汗出而喘，无大热者，可与麻黄杏子甘草石膏汤。

麻黄四两　杏仁五十个，去皮尖　甘草二两，炙　石膏半斤，碎，绵裹

上四味，以水七升，先煮麻黄，减二升，去白沫，内诸药，煮取三升，去滓，温服一升。

【评析】 用攻下药治表证，致寒邪化热迫肺，此时病机为热邪在肺，故不能用桂枝汤。主症为喘，病因为热邪迫肺。有汗无汗仅是次症，或有热或无大热，当以麻黄杏子甘草石膏汤主之（又见63条）。麻黄、杏仁宣肺平喘以治标。石膏重用以清肺热，为治本因。甘草保胃气、生津液以扶正。记住麻黄与石膏比例为4∶8。宣为次，清为主，如清热药力不够则可加清宣药鱼腥草、一枝黄花（不可用纯苦寒药），用治肺炎颇效。

阳明大肠邪热迫肺致喘而汗出，当用清法而不宜用汗法，可用葛根黄芩黄连汤（34条）。

一六三、太阳病，外证未除，而数下之，遂协热而利，利下不止，心下痞鞕，表里不解者，桂枝人参汤主之。

桂枝四两，别切　甘草四两，炙　白术三两　人参三两　干姜三两

上五味，以水九升，先煎四味，取五升，内桂，更煮取三升，去滓，温服一升，日再夜一服。

【评析】 阳明实热下利可用葛根黄芩黄连汤治之（34条）。今误下伤及太阴脾，表邪尚未退尽，出现表寒里虚下利，以理中汤温脾止泻，加桂枝解表，方名为桂枝人参汤。此处之甘草比理中汤重一两，在于加强补脾作用。此实际为太阳、太阴合病，太阳表寒为次，太阴虚寒为主。如果太阳与阳明合病下利，又当用

葛根汤(32条)。

另桂枝人参汤治太阴感冒效佳。

有句话叫“虚人感冒治其中”。从伤寒六经观点来认识，实际上是三阴兼太阳证，由于三阴气阳、气血、气阴不足为主因，外感风寒，太阳表证反而成了次因，或三阴本虚，寒邪直入三阴，此时扶三阴正气即可，表邪因正旺而自退。现举一例：遵义市某医院急诊科某主任之母亲，感冒即出现太阴气虚证候，打针、输液则更剧，求治于余，经用太阴理中剂加黄芪、当归、升、柴、姜、枣，常常一二剂即治愈。

但如果太阳与三阴合病，三阴虚为主，太阳表证为次，治疗时当以扶正为主，兼顾表邪，轻重用药，方为合拍，全不顾表邪，亦为不完善之治疗方案。

一六四、伤寒大下后，复发汗，心下痞，恶寒者，表未解也，不可攻痞，当先解表，表解乃可攻痞。解表宜桂枝汤，攻痞宜大黄黄连泻心汤。

【评析】　太阳表证先当汗解，然而粗工前后不寻常法，而去攻里，再行发汗，必然出现心下痞满。如果恶寒表证仍在，仍当解表，解表当用桂枝汤，表尽才可用大黄黄连泻心汤泻热痞。

太阳表寒与阳明热痞同时存在，如果先泻热痞，表邪必然内陷加重病情。先解表，表邪尽则阻断邪之内传。舍此治法则别无良策，仲景用心良苦由此可见一斑。

一六五、伤寒发热，汗出不解，心中痞鞕，呕吐而下利者，大柴胡汤主之。

【评析】　太阳病汗出不解，发展为发热、心中痞鞕、呕吐而下利，这是太阳表热未尽，又添热邪结于阳明，热结则痞，热扰则呕，热移阳明大肠则下利，这是表里合病，以里热为主，当以大柴胡汤主之。柴胡、黄芩、生姜退表热，大黄、枳实泄阳明大肠之热，为从治法，通因通用。大枣、半夏、芍药扶太阴脾气，即伐而无伤之用。

大柴胡汤治疗胆囊炎剧痛有特效，有的病人欲行外科手术摘除，而本方一下肚，数十分钟即痛止。少阳热与阳明大肠热结是主因，大柴胡正中病机，自当必效。少数太阴虚之人发病用余采集的民间胆囊炎方亦可见效。

一六六、病如桂枝证，头不痛，项不强，寸脉微浮，胸中痞鞕，气上冲喉咽，不得息者，此为胸有寒也，当吐之，宜瓜蒂散。

瓜蒂一分，熬黄　赤小豆一分

上二味，各别捣筛，为散已，合治之，取一钱匕，以香豉一合，用热汤七合，煮作稀糜，去滓。取汁合散，温顿服之。不吐者，少少加。得快吐，乃止。诸亡血、虚家，不可与瓜蒂散。

【评析】 如果病人出现“胸中痞鞕，气上冲咽喉”，不得息者，寸脉微浮，浮即为病邪在上，气上冲咽喉当为痰上冲咽喉，喉中痰阻气道，呼吸困难，由于头不痛、项不强，此证就不是桂枝加桂汤之气冲逆证。由于病在喉间，根据《内经》“其高者，因而越之”的明训，以吐法吐尽胸中寒痰，其病可愈。

吐法用之得当可救人于危难。

余治一例误服敌敌畏毒药病人，服下即胃剧痛不止，此人为供销社职工，其住处离医院仅有二三十米远，一分钟不到即赶来求救，当即灌肠洗胃已来不及，随即令喝冷水一斤余，令以手入喉中探吐，将胃内毒药吐尽而愈。此虽未用瓜蒂散，但原理仍是仲景的思想。手或鹅羽探喉涌吐法，安全有效，容易掌握，诸亡血家亦可用，特提出以备用。

大凡病在上焦胃与胸膈喉间食管阻塞不通者，多可用吐法。余在此再介绍一个病例：20 世纪 70 年代余治一例酒肉伤食停胃剧痛案，某区区长在水库修建场地，打了几只野兔煮来吃，因食酒肉过多而致胃痛不止，西医用止痛药罔效，以为是急性胰腺炎，欲转县医院治疗。后余检查病情，胃胀满拒按，知为酒食阻隔上焦，非吐法不愈。令家人取盆一个，放于床边，劝其以手探吐，遂吐出酒肉饭菜一大盆，酒气冲天，吐完痛止而身轻，后以和胃散剂以收全功。

一六七、病胁下素有痞，连在脐旁，痛引少腹，入阴筋者，此名脏结，死。

【评析】 129条、130条讨论了脏结无阳证之大虚证，舌上白苔滑者难治。此条加上胁下有痞块，连及脐旁，痛扩展到少腹睾丸。厥阴、少阴两经无气，《内经》称“气止则化绝”。这是死症。有少许肝癌虚寒型晚期病人其病向下焦转移，症情与此有类似处，这都是绝证。

余治一例肝癌晚期病人，肝大至脐下一指，知为绝症，余仍努力挽救。余诊断为三阴气血虚损并瘀水互结，以新鲜岩白菜捣烂外敷，内服以调补厥阴肝及太阴脾之气血，再服理中加黄芪、砂仁、麦芽、当归、白芍，总之扶正气为法，不用攻伐之剂，肝癌肿块消至胁下三指，不痛能食，能走动，延至半年，后因咳痰无力排出，窒息而死。

一六八、伤寒若吐若下后，七八日不解，热结在里，表里俱热，时时恶风，大渴，舌上干燥而烦，欲饮水数升者，白虎加人参汤主之。

知母六两　石膏一斤，碎　甘草二两，炙　人参二两　粳米六合

上五味，以水一斗，煮米熟汤成，去滓，温服一升，日三服。此方立夏后立秋前，乃可服，立秋后不可服；正月、二月、三月尚凛冷，亦不可与服之，与之则呕利而腹痛；诸亡血、虚家，亦不可与，得之则腹痛。利者，但可温之，当愈。

【评析】 伤寒表证，粗工以吐下两法治之，伤及阳明津液，病邪入里化热，热灼津枯则口渴，冷饮无度，身大热，心中亦烦热，此为阳明里热津伤证，当以白虎清里热，再以人参生津液。文中时时恶风不可作表寒，属里热阳气暂时不布，此症状一定很短，很快因热甚而消除。

此处谈及季节用药宜忌，可供参考。立秋后寒气司天，凉药

宜慎,这是因时而治。如果证情为大热亦当以证为主,不可拘泥。其他书上有些未见此条,提出以供考查。

一六九、伤寒,无大热,口燥渴,心烦,背微恶寒者,白虎加人参汤主之。

【评析】 前条从表里俱热主症辨,此条从心烦主症辨,虽然无大热,但心烦、口燥渴,亦属阳明热甚津伤证。两条均未明示脉象,余以为应是滑数脉。

此处背微恶寒不可作表寒,此乃内热重蒸,汗出腠理疏而不密的缘故。

一七〇、伤寒,脉浮,发热无汗,其表不解,不可与白虎汤。渴欲饮水,无表证者,白虎加人参汤主之。

【评析】 白虎汤的禁忌证,太阳表证未解禁用。表当汗不可用清。现在很多医生一见发热就重投石膏,酿成变证太多,在门诊经常碰到。如果表有寒、里有热,当用大青龙汤汗、清两用,开太阳、清阳明,其病可愈。清用辛寒之石膏,清而外透。不可用苦寒之芩、连,用之则为"死白虎",往往还会伤太阴脾气。感冒发热就输清开灵或双黄连遗祸不少,此医者之戒。

一七一、太阳少阳并病,心下鞕,颈项强而眩者,当刺大椎、肺俞、肝俞,慎勿下之。

【评析】 又是一个针刺病案。病人主诉颈项强,而且还有心下硬满,按经分析,颈项强而眩为太阳病,心下硬满为少阳病,此即太阳少阳并病。怎么治?应当刺大椎、肺俞、肝俞,行泻法,以截断病势。肺俞主太阳,肝俞连少阳,大椎督脉要穴,统摄阳经经气,共同调理太阳、少阳二经,其病可愈。此证切忌用下法,150 条云"太阳少阳并病,而反下之,成结胸"。

若行药功,当以桂枝加葛根汤治太阳病项强,以小柴胡汤治心下鞕。虽然少阳禁汗、吐、下,但桂枝加葛根汤为小发汗,不比麻黄汤之重发汗。两方合用则减其弊。

一七二、太阳与少阳合病，自下利者，与黄芩汤；若呕者，黄芩加半夏生姜汤主之。

黄芩汤方

黄芩三两　芍药二两　甘草二两，炙　大枣十二枚，擘

上四味，以水一斗，煮取三升，去滓，温服一升，日再夜一服。

黄芩加半夏生姜汤方

黄芩三两　芍药二两　甘草二两，炙　大枣十二枚，擘　半夏半升，洗　生姜一两半，一方三两，切

上六味，以水一斗，煮取三升，去滓，温服一升，日再夜一服。

【评析】

病名：太阳与少阳合病。

主症：下利。

次症：太阳次症，当有发热恶寒。少阳次症，若呕。

病因：表邪未尽，少阳热移大肠。

治法：黄芩汤主之。

方解：黄芩、甘草、大枣和解少阳，清少阳之热以止泻。疑本方有生姜，否则无表药，则不能散太阳之邪。次症呕，加半夏。

阳明热邪致下利当用葛根芩连汤。六经皆可致泻，不独太阴、阳明二经也。

一七三、伤寒，胸中有热，胃中有邪气，腹中痛，欲呕吐者，黄连汤主之。

黄连三两　甘草三两，炙　干姜三两　桂枝三两，去皮　人参二两　半夏半升，洗　大枣十二枚，擘

上七味，以水一斗，煮取六升，去滓，温服，昼三夜二。

【评析】　如果太阴下有寒，阳明上有热，寒热错杂虚实互见，腹中痛，胸中有热，欲吐者，黄连汤主之。此方与半夏泻心汤所不同的是，黄连汤多桂枝一味，在散寒方面要强些，这些细微区别，临证时应注意。

寒热错杂虚实互见之肠胃病很多，三个泻心汤和黄连汤可

以据证情多少轻重选用。总结如下：清阳明热邪用黄芩、黄连，治太阴水气、痰饮用干姜、生姜、桂枝、半夏，培中补太阴脾气用人参、甘草、大枣。余以为苍术、砂仁、苡仁、蒲公英皆可加入。

一七四、伤寒八九日，风湿相搏，身体疼烦，不能自转侧，不呕，不渴，脉浮虚而涩者，桂枝附子汤主之。若其人大便鞕、小便自利者，去桂加白术汤主之。

桂枝附子汤方

桂枝四两，去皮　附子三枚，炮，去皮，破　生姜三两，切　大枣十二枚，擘　甘草二两，炙

上五味，以水六升，煮取二升，去滓，分温三服。

去桂加白术汤方

附子三枚，炮，去皮，破　白术四两　生姜三两，切　甘草二两，炙　大枣十二枚，擘

上五味，以水六升，煮取二升，去滓，分温三服。初一服，其人身如痹，半日许复服之，三服都尽，其人如冒状，勿怪。此以附子、术，并走皮内，逐水气未得除，故使之耳，法当加桂四两。此本一方二法，以大便鞕，小便自利，去桂也；以大便不鞕，小便不利，当加桂。附子三枚，恐多也。虚弱家及产妇，宜减服之。

【评析】 174条、175条皆论风湿痹痛。六经皆可成痹。此两条重点讲太阳、太阴两经风湿。太阳病风寒夹外湿引动太阴脾湿，风寒湿三气杂至合而为痹。桂枝附子汤，由桂枝汤去芍药加附子，去掉柔阴助湿的芍药，加强温经补表阳的附子，用以治太阳表阳虚风湿痹痛（行痹、痛痹）。去桂加白术汤，是在桂枝附子汤方内去掉桂枝之散寒，加入白术培补太阴脾土，此为重在治太阴风湿（湿痹）。如果是少阴寒痹又当用附子汤。

一七五、风湿相搏，骨节烦疼，掣痛不得屈伸，近之则痛剧，汗出短气，小便不利，恶寒不欲去衣，或身微肿者，甘草附子汤主之。

甘草二两，炙　附子二枚，炮，去皮，破　白术二两　桂枝四

两，去皮

上四味，以水六升，煮取三升，去滓，温服一升，日三服。初服得微汗则解。能食，汗止复烦者，将服五合，恐一升多者，宜服六七合为始。

【评析】 甘草附子汤保留了散寒温里之桂枝、附子，又用甘草、白术培土去湿。重点治疗关节骨痛为主，慢性者更宜。以上三方，寒痹附子当重（最多可用三枚，超过了四逆、通脉），湿痹白术当重，风痹桂枝、生姜当重。培土白术、甘草当重。风湿痹证还当结合《金匮要略·痉湿暍病脉证》和《金匮要略·中风历节病脉证并治》一起讨论。

一七六、伤寒，脉浮滑，此以表有热、里有寒，白虎汤主之。

知母六两　石膏一斤，碎　甘草二两，炙　粳米六合

上四味，以水一斗，煮米熟汤成，去滓，温服一升，日三服。

【评析】 伤寒病，表寒之邪化热入里，脉出现浮滑。浮为热蒸于外，故脉浮，与表证脉浮当别；滑为里实、里热，表热为里热蒸腾所致。这是以脉为主症进行辨治。怎么会"里有寒"呢？其他版本没有此句，当为衍文。

白虎汤有三辨，有从发热辨，有从心烦辨，有从浮滑脉辨，只要脉证齐全，认证无差，殊途同归，必然能屡用达药。

一七七、伤寒，脉结代，心动悸，炙甘草汤主之。

甘草四两，炙　生姜三两，切　人参二两　生地黄一斤　桂枝三两，去皮　阿胶二两　麦冬半斤，去心　麻仁半升　大枣三十枚，擘

上九味，以清酒七升，水八升，先煮八味，取三升，去滓，内胶烊消尽，温服一升，日三服。一名复脉汤。

【评析】 伤寒病的发生、发展过程中，由于病情的发展和误治失治皆可伤及少阴心脉，而出现心动悸、脉结代的病候。只要气血阴阳同时受伤引起脉律不整，都可用炙甘草汤。由于主要在调整脉律，故又称复脉汤。此方阴药要比阳药剂量重（约为

3∶1),阴阳气血不足以阴不足为主者,用之大效。用方关键在舌质绛黯少津,如果舌苔白腻、舌质淡嫩,此为少阴气阳不足,则不宜用此方。气阳不足轻者人参汤,重者当用四逆汤或通脉四逆汤。

此方火麻仁不仅能润肠燥,古人称其还有“利五脏”、“复血脉”、“破积血”之作用,一举多得,不能去之。清酒亦不可少,全在利血脉,助药力,消阴药之呆腻;此为低度陈米酒,可用醪糟甜糯米酒和绍兴黄酒。余以此方加砂仁以消滞,并加工成胶囊剂,近十年来用治此证型心脏病不下数十例,皆具卓效。

此方温病学家去掉阳药加入阴药治温病伤津液出现阴虚证,如三甲复脉汤即是。

六经病的范围除了六经本病外,还有变证、坏证、兼夹证。本条为六经变证。

一七八、脉按之来缓,时一止复来者,名曰结。又脉来动而中止,更来小数,中有还者反动,名曰结,阴也。脉来动而中止,不能自还,因而复动者,名曰代,阴也。得此脉者必难治。

【评析】 本条承接上条对脉象进行解释,同时也指出一旦出现这类脉候就是疑难病。这种止歇脉是少阴经心脏病的主脉,亦见于其他六经病发生变证之中,只要抓住六经病的辨治,很多此类疾病仍可转危为安。李可先生在治疗止歇脉、七怪脉方面,在仲师用阳药附、姜剂上敢于突破附子最多三枚之限(去桂加白术汤),创制“破格救心汤”取得疗效。

余治冠心病、风湿性心脏病、肺源性心脏病等,大多从太阴、少阴辨治,太阴血气虚者小建中汤,太阴气阳虚用人参汤,少阴心之气血阴阳两虚者用复脉汤,少阴肾之阳虚用通脉四逆汤。瘀阻加桂枝、丹参,热痰加全瓜蒌,寒痰加薤白、半夏,心阳暴脱重用通脉四逆加人参汤。

第四章

辨阳明病脉证并治

一七九、问曰：病有太阳阳明，有正阳阳明，有少阳阳明，何谓也？答曰：太阳阳明者，脾约是也；正阳阳明者，胃家实是也；少阳阳明者，发汗、利小便已，胃中燥、烦、实，大便难是也。

【评析】 179条、180条、181条共同注释：阳明病的病理特点是“胃家实是也”。“实”是指邪气盛则实。病邪化热传入阳明，胃肠燥热亢盛，病变以里实热证为特点。然而阳明有经有腑，故胃家实自然包括经腑皆实皆热。阳明病的产生，是发汗太过、攻下、火劫、利小便使津液大伤，胃中干燥，热邪郁于阳明胃肠，出现身热、口烦渴、日晡潮热、汗出延绵、便秘、腹满疼痛拒按、烦躁，甚则神志不清、或循衣摸床、惊惕，脉实有力、或洪大、或滑数(偶见浮数特殊脉257条)，舌苔黄燥、或苔黄起芒刺。按179条分类，阳明病有三种类型，一是太阳阳明(又称脾约)，由于人体内燥津液素亏，太阳之邪化热传入阳明与燥邪互结，形成大便燥结；二是正阳阳明，是阳明胃肠中素有热有实有燥结；三是少阳阳明，发汗、利小便伤津，少阳之邪乘胃燥转属阳明。以上三种证型，无论从太阳传来，或少阳传来，或胃肠本身内燥，其本质都是燥热内结。

必须指出，由于人的体质不同，外邪传入的转归也不同。太阴本气素虚者，发汗利小便使表邪入里则转为太阴虚寒证；相反，阳明内实体质，邪热入里则为阳明实热，故有“实则阳明，虚则太阴”之说。虽然六经病证型复杂，种类繁多，有很多因素，除了病邪性质、误治等外，体质差异是一个重要因素。因此，六经病还必须因人而治，辨治才臻完善。

一八〇、阳明之为病，胃家实是也。

【评析】 参见179条。

一八一、问曰，何缘得阳明病？答曰：太阳病，若发汗，若下，若利小便，此亡津液，胃中干燥，因转属阳明。不更衣，内实，大便难者，此名阳明也。

【评析】 参见179条。

一八二、问曰：阳明病外证云何？答曰：身热，汗自出，不恶寒，反恶热也。

【评析】 本条讨论阳明病的热型特点，不怕冷反怕热，汗自出。里热太甚故发热不怕冷，无表证故而无恶寒，热蒸津液必然汗出。

一八三、问曰：病有得之一日，不发热而恶寒者，何也？答曰：虽得之一日，恶寒将自罢，即自汗出而恶热也。

【评析】 阳明病早期有时会出现短暂不发热而有轻微恶寒现象，但很快因里热蒸腾汗出而恶寒消失，切不可断为有表寒而误治。为了防止误诊，应当了解阳明病的其他脉证，以求得四诊合参，方不致误。

一八四、问曰：恶寒何故自罢？答曰：阳明居中，主土也，万物所归，无所复传，始虽恶寒，二日自止，此为阳明病也。

【评析】 本条注家见解不一。余以为中土有阳土、阴土之分。阳明胃，阳土也。阳土为热为阳，病邪入胃必随阳而化热。表寒初传入阳土，寒邪未退尽，早期有短暂恶寒现象，待表寒尽入阳土则恶寒化热而消失。另外，阳土郁热早期汗出不彻，里阳不伸亦可见短暂恶寒，一旦热透汗出则恶寒也立即消失。

一八五、本太阳，初得病时，发其汗，汗出先不彻，因转属阳明也。伤寒发热无汗，呕不能食，而反汗出濈濈然者，是转属阳明也。

【评析】 本条主要讲阳明病的来源是由表证用汗法的使用

不当，汗出不彻底，邪气化热内传阳明。传入的主要依据为“呕不能食”和“汗出濈濈然”。“呕不能食”为邪热干胃所致，不可认作少阳心烦喜呕。汗出绵绵不断正是阳明病出汗特点。太阳病汗出不彻，表邪未尽的可用桂枝汤小发其汗。太阳病汗出不彻致邪未全退其热，“若形似疟”，当用桂枝二麻黄一汤小发其汗。汗出不彻有在本经的，有内传阳明的，临证务须注意识别。

一八六、伤寒三日，阳明脉大。

【评析】　伤寒表邪一日太阳，二日阳明，三日仍在阳明，在阳明的脉象还有大脉。阳明脉候有洪大(26条)、浮滑(176条)、滑实(350条)等，应当记住。脉象单独见洪大滑实等不可认作阳明病，宜四诊合参。有时临床上见到两手寸关尺皆为洪大脉，但并不是阳明病。这种脉象出现在老人身上为过极脉，终非吉兆。

一八七、伤寒，脉浮而缓，手足自温者，是为系在太阴。太阴者，身当发黄，若小便自利者，不能发黄，至七八日，大便鞕者，为阳明病也。

【评析】　阳明病除了从太阳、少阳传来和阳明自身燥热外，还有从太阴热化传来。太阴湿化燥，大便干硬，虚转实。但转化要有一定条件，太阴湿邪阻滞，可能发黄，但必须是小便不利。如果小便通利，大便即实而硬转入阳明。这种由虚转实、从阴转阳的情况为佳兆。阴阳互相转化，病情复杂时一天有多转的情况。曾治一例太阴虚寒泄泻病人，早上用理中剂收功，中午食用生冷水果，下午转为阳明热泻，后用葛根芩连汤治愈。

注解《伤寒论》一定要以临床为依据，俗话说：“熟读王叔和，不如临证多”。光读不用，或凭空想象注释，或抄录别人的东西，这种浮躁学风必须纠正。有经验之学问优于无经验之学问，有经验之注释优于无经验之注释。望广大中医学子多阅读、多临证,从实践中不断提高自己。

一八八、伤寒转系阳明者,其人濈然微汗出也。

【评析】 反复强调阳明病出汗的特点是汗出绵绵不断。(又见 185 条)

一八九、阳明中风,口苦咽干,腹满微喘,发热恶寒,脉浮而紧,若下之,则腹满,小便难也。

【评析】 病人有口苦咽干的少阳证,又有发热恶寒的太阳证,还有腹满微喘的阳明证,这称为三阳合病。怎么用药?仲景未列治法,可根据合病并病谁重医谁的原则进行用方。如果阳明里证未成实,肠中未结燥屎则禁用下法。

一九〇、阳明病,若能食,名中风;不能食,名中寒。

【评析】 阳明病在能食不能食问题上,仲景作了这样的分类:胃热能消谷的把它称作“中风”;胃中虚冷不能消谷的称作“中寒”。其实胃热能消谷,这是阳明病的证候之一。如果不能食,那应当放在太阴虚寒分类上了。如果阳明证分出能食、不能食,岂不是与 122 条发生矛盾了吗?

一九一、阳明病,若中寒者,不能食,小便不利,手足濈然汗出,此欲作固瘕,必大便初鞕后溏。所以然者,以胃中冷,水谷不别故也。

【评析】

病名:固瘕。

起因:阳明病转太阴脾虚中寒。

欲发前症状:不能食,小便不利,手足濈然汗出。

症状:大便初鞕后溏。

病因:胃中冷,水谷不别。(太阴脾虚寒。先干后溏中气虚)

治疗:仲景未列治法。此为太阴脾虚,可用理中汤加附子。

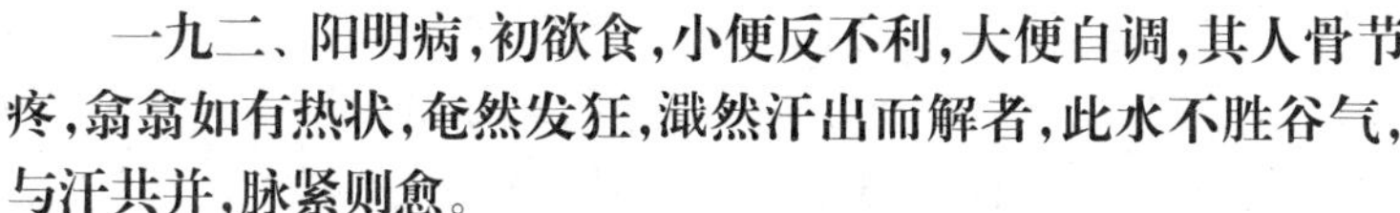

一九二、阳明病，初欲食，小便反不利，大便自调，其人骨节疼，翕翕如有热状，奄然发狂，濈然汗出而解者，此水不胜谷气，与汗共并，脉紧则愈。

【评析】 阳明病，胃中有湿，小便不利，骨节痛，又有发热的症状，这是湿热郁于太阴、阳明两经所致。如果要自行阴阳调节，必须具备一个条件，就是胃气要旺盛，饮食良好，由于胃气旺盛，气血蒸汗，就能够通过发汗使湿热去除而解。本条说明胃气是病愈的关键条件。

一九三、阳明病，欲解时，从申至戌上。

【评析】 阳明病痊愈或减轻，应当在经气旺盛的15点到21点。此条当灵活看待，病势强弱、阳气的盛衰、治疗的正确与否是痊愈或减轻的关键。

一九四、阳明病，不能食，攻其热必哕。所以然者，胃中虚冷故也；以其人本虚，攻其热必哕。

【评析】 阳明病为热为实。如果不能食，一定是误治或传变过程中由阳转阴，由热转寒，进入太阴。太阴虚寒胃中虚冷则不能食，如果还按原先阳明病治法处之，清其热或下其实，必然阳气大伤而发生虚气上逆之呃逆。此时当以理中汤加丁香治之。

一九五、阳明病，脉迟，食难用饱，饱则微烦头眩，必小便难，此欲作谷瘅。虽下之，腹满如故，所以然者，脉迟故也。

【评析】 阳明病寒化、虚化入太阴脾，其脉迟，如果小便不利，太阴脾湿内郁，湿邪上走则头眩，吃东西不敢多吃，食饱则心烦，这是脾虚湿盛，将会酿成谷瘅，此时不能用下法，治当用四逆汤加茵陈。

有的学者以为阳明土为万物所归，病邪传入胃则不传变了。这是对经文的误解。阳明之热为阳极，气分热传到此为终止。但是，阴阳是互相转化的，阳发展到阳极的时候也有几种转归：

一是热极生寒，阳极反阴，此条阳明病寒化脉迟即是。另外还有阳明气分热极，热入营血、逆传心包的病候，这是仲景在当时没有看到的，清代叶桂从温病中看到了这种传变形式，由于不是正传，故另称“逆传心包”，由此创立了温病学说。后世的清营汤、犀角地黄汤、安宫牛黄丸、紫雪、至宝丹、清瘟败毒饮等，对热病治疗有重大贡献。另外，阳明转传少阳、太阳这种情况更多。阳明过用寒药或过食生冷或大量输液，转为太阴、少阴是常见的。因此，阳明不再传的提法是不成立的。

一九六、阳明病，法多汗，反无汗，其身如虫行皮中状者，此以久虚故也。

【评析】 阳明病里热太甚，必然要汗出，现在汗不出，说明阳明里热已去。由于里热日久伤及津液，津液少而不蒸汗，故无汗。津液不濡养皮肤则感觉皮肤中如虫在爬行似的。仲景未列治法，当用62条中的桂枝加芍药生姜各一两人参三两新加汤。

如果慢性身痛如针刺，不固定，余以八珍汤加黄芪、夜交藤、秦艽、赤芍，此为气血虚偏热，用新加汤不宜。

一九七、阳明病，反无汗而小便利，二三日呕而咳，手足厥者，必苦头痛。若不咳不呕，手足不厥者，头不痛。

【评析】 阳明里热炽盛必然要汗出，现在病人无汗，说明病人无里热证，然又有小便多的情况，说明阳明病里热已寒化，过不了几天就会寒生水饮导致呕、咳、头痛，若水饮阻隔还会出现手足厥冷。此时的厥冷与阳明内热引起的热厥完全相反，治当用茯苓桂枝白术甘草汤。

一九八、阳明病，但头眩，不恶寒，故能食而咳，其人咽必痛。若不咳者，咽不痛。

【评析】 阳明病内热炽盛，除了发热、便结等情况外，还可因热势上蒸引起头眩、热邪迫肺致咳（阳明大肠之热迫肺致喘，葛根芩连汤主之），热邪上扰喉则咽痛。因此，咽痛不光是太阳里证才有。

一九九、阳明病，无汗，小便不利，心中懊憹者，身必发黄。

【评析】 阳明病里热炽盛，本当有汗，如果不出汗，小便又少，湿热不得外泄，里热与湿邪郁蒸，必然要发生黄疸。这与195条阳明寒化、太阴阴黄相反，阴黄脉迟，此处阳黄脉当滑数，阳黄色鲜明，阴黄色晦暗。

二〇〇、阳明病，被火，额上微汗出，而小便不利者，必发黄。

【评析】 阳明病为里热证，禁用火攻法，火攻为逆。如果误用，必然内热与外热互结。如果小便少，必然额上出汗（额为阳明经所辖，其汗出为阳明经湿热可知）而发黄，误治亦可致黄。当选用茵陈蒿汤或栀子柏皮汤。

二〇一、阳明病，脉浮而紧者，必潮热发作有时。但浮者，必盗汗出。

【评析】 病人来求仲景看病，主诉他每天到下午3点到5点就潮热发热，好多天都是这样。仲景切其脉仅有浮紧现象。在表证中有浮紧脉，但表热不会在下午发潮热，今潮热是阳明里热所致。这样看来，阳明脉除了洪大、滑数，还有浮紧脉，这是阳明病特殊变脉。当阳明病发热类型转为定时潮热时，潮热成为主症，脉象成为次症，潮热出现浮紧脉即为阳明病。盗汗出现浮脉，为热越于外的反应。

胡希恕先生认为浮紧脉为太阳病乍传入阳明，其太阳脉还没有退去。余以为如果潮热久久不退而显浮紧，这就是阳明病的另一脉型。胡希恕先生主张用小柴胡加石膏治之；余以为盗汗，阳明津液亦有伤，当在此方内再加生地，减去生姜，小柴胡内人参改为泡参。余用此法颇效。

二〇二、阳明病，口燥，但欲漱水，不欲咽者，此必衄。

【评析】 阳明病里热在气分时，热灼津伤必然口渴多饮。现在病人口干燥，喝水又不愿吞下去，这是阳明热入营分所致，这时可能会热扰营阴而动血，鼻为肺窍，营热迫肺就会出现鼻流血的情况。如果流了鼻血，热随血去，病有可能阴阳自和。如果仍然不愈，当用白虎加凉血止血药如生地、丹皮、水牛角等。

二〇三、**阳明病，本自汗出，医更重发汗，病已差，尚微烦不了了者，此必大便鞕故也。以亡津液，胃中干燥，故令大便鞕。当问其小便日几行，若本小便日三四行，今日再行，故知大便不久出。今为小便数少，以津液当还入胃中，故知不久必大便也。**

【评析】 阳明病为里热证，禁用发汗法。本来阳明自汗出，医生又用辛温发汗去退阳明之热，这必然导致津液更伤；津伤，胃中干燥，大便就会干燥。如果要预测大便的干燥程度，就必须了解病人小便情况。小便为津液所化，小便次数少，说明阴阳自我调节，让津液返还胃中，大便就不会干硬，也可预测津液返还胃中以“知不久必大便也”。同时必须说明，小便少还有种可能，津液因发汗和自汗出而减少了，小便亦会减少（阴虚小便难，111条），这是津伤所致津枯便硬，不是热灼所致之热结干硬，故当润液生津，而不能攻下存阴，以麻仁丸主之。

二〇四、**伤寒呕多，虽有阳明证，不可攻之。**

【评析】 阳明少阳并病，呕多这是少阳证为主，如果舌苔白而黄不燥，阳明里实未结，不能用下，攻之必然热邪下移而下利。当以和解少阳，少阳一开，阳明之邪亦随之而解。这又是并病、合病，哪经为主先治哪经原则的具体应用。

二〇五、**阳明病，心下鞕满者，不可攻之。攻之，利遂不止者死，利止者愈。**

【评析】 阳明病寒化转入太阴，阳虚阴结心下鞕满，无里热，脉当沉细微而不是洪大、滑数，此宜理中汤温里，阳复阴气自散，鞕满必除。若误作阳明里结妄行攻下，必然太阴脾气更加虚寒而发生下利，如果下利无度，说明太阴虚极，阴极必亡，此预后必然不吉。如果下利轻微说明阳气还没有灭绝，此时尚有生机，当以重剂四逆汤救之。阳明病为实为热，如果寒药过剂，或生冷过伤，或西药抗生素重用，都有可能阳转阴，热转寒，实转虚。阳土、阴土互转。阴阳者，天地之道，变化之父母，阴阳互转，生克制化，不明其理，就无法读懂《伤寒论》。

二〇六、阳明病，面合色赤，不可攻之，必发热，色黄者，小便不利也。

【评析】 阳明病满面通红，只要大便不内结，说明是阳明经热上蒸头面所致，治宜用清不宜下。如果妄行用下，必然太阴、阳明两伤，太阴生湿，阳明生热，湿热相结，或发热或发黄。发黄一定是小便少而湿无去路，与热酿而后成。阳明经热面赤当以白虎汤清阳明经热，釜底抽薪，其上炎之火必灭。

如果太阳病面色“缘缘正赤”（48 条）或“面色反有热色者”（23 条），此为太阳经“阳气拂郁在表”，治当小发其汗则愈。如果少阴阳气欲脱，下冷遗溺上有戴阳面赤（“其人面色赤”317 条），此当大剂通脉四逆汤救之。

二〇七、阳明病，不吐不下，心烦者，可与调胃承气汤。

甘草二两，炙　芒硝半升　大黄四两，清酒洗

上三味，切，以水三升，煮二物至一升，去滓，内芒硝，更上微火一二沸，温顿服之，以调胃气。

【评析】 阳明病里热所致心烦，可用调胃承气汤缓下之。其他次症当有苔黄燥、腹中结硬、发热、脉洪大等。如果阳明未结，此为经热致烦，当用白虎，禁用攻下。

二〇八、阳明病，脉迟，虽汗出不恶寒者，其身必重，短气，腹满而喘，有潮热者，此外欲解，可攻里也；手足濈然汗出者，此大便已鞕也，大承气汤主之；若汗多，微发热恶寒者，外未解也，其热不潮，未可与承气汤，若腹大满不通者，可与小承气汤，微和胃气，勿令至大泄下。

大承气汤方

大黄四两，酒洗　厚朴半斤，炙，去皮　枳实五枚，炙　芒硝三合

上四味，以水一斗，先煮二物，取五升，去滓，内大黄，更煮取

二升，去滓，内芒硝，更上微火一两沸，分温再服，得下余勿服。

小承气汤方

大黄四两　厚朴二两，炙，去皮　枳实三枚，大者，炙

上三味，以水四升，煮取一升二合，去滓，分温二服。初服汤当更衣，不尔者尽饮之，若更衣者，勿服之。

【评析】 阳明病早期汗出不恶寒，说明表邪已去，此时有身重、短气、腹满潮热，这说明里热已具，加上发热的形式是蒸汗，大便已硬成栗状，这时燥热、腹胀、便结俱全，这是大承气汤的证候，速速下之以救阴液。如果发热不是向外蒸汗，而是发热恶寒并见，发热也不在下午 3 点至 5 点之间潮热，这是表证，断不可行下法。如果没有发热恶寒表证，仅仅腹大满胀不通、大便硬成干条状，程度比较轻微者，当用小承气汤以求中下，而不能用大承气汤猛下，以伤胃气。余赞成刘渡舟先生之看法："大便硬"（干条状）是小承气汤的主症；而"大便燥"（如栗状）方是大承气汤的主症。阳明胃腑证有轻、重、缓三种状态，轻用小承气，重用大承气，缓而不太急用调胃承气。仲景用药完全按证型轻重用药，恰到好处，这些都是要好好继承的。

在这里要提出舌诊诊断阳明胃腑证轻重的舌象以区别用方。调胃承气的舌苔为浅黄而干，舌质偏红；小承气汤的舌苔为深黄而燥，舌质偏浅绛；大承气汤的舌苔为焦黄或焦黑，舌质深绛，齿干而槁。

三个承气汤中的大黄皆为酒制，不是生大黄；酒制则行力更甚，比生大黄药力更猛。

二〇九、阳明病，潮热，大便微鞕者，可与大承气汤，不鞕者，不可与之。若不大便六七日，恐有燥屎，欲知之法，少与小承气汤，汤入腹中，转矢气者，此有燥屎也，乃可攻之；若不转矢气者，此但初头鞕，后必溏，不可攻之，攻之必胀满不能食也。欲饮水者，与水则哕。其后发热者，必大便复鞕而少也，以小承气汤和之。不转矢气者，慎不可攻也。

【评析】 阳明腑证必须具备燥屎内结方可攻下，若大便不

硬，断不可用下，这是原则。如果病人六七天不大便，又害怕内结燥屎，怎么办？就采取药物试探法，服小承气少许，汤入腹中不断排气的，说明有燥屎在肠中，那么就可以用攻下法。如果不排气，大便初干后溏，这不是阳明腑证而是太阴虚寒证。如果此时妄用攻下，将使胃气更伤，必然会出现胃中冷而不能食，腹亦会虚胀。如果饮水下去，水为寒物，寒加于寒必然会呃逆不止。过了几天，病人突然发热，这有可能是阳明经阳气来复，此时当观察大便硬不硬的情况，如果大便硬，说明阳气占上风，化解太阴虚寒之气转归于阳明，此时当用小承气攻下以解之。如果服用小承气不排气，仍然不能用下法。

二一〇、**夫实则谵语，虚则郑声。郑声者，重语也。直视、谵语，喘满者死，下利者亦死。**

【评析】 阳明病内热炽盛时，热气上蒸扰乱神明，则会出现谵语。谵语是实证，这与太阴、少阴虚寒郑声不同。郑声语声低微，语言重复，颠三倒四。郑声是大虚阳脱证，两者在病机上一为实，一为虚。谵语当清、当下，郑声当补、当温。如果谵语发展过程中出现突然喘满，这是实转虚，阳气外脱之危候；如果谵语突然出现下利不止，这亦是阳转阴，阳气暴脱于下的征兆。阳极反阴，阳气走上极顶，必然向它的相反方面阴气转化。此证仲景称为死证。若欲救之，当用通脉四逆汤，或可回生于万一。

余在20世纪70年代初，在务川县大坪区卫生院碰到一个太阳病服西药感冒药去痛片和头痛粉，因有胃溃疡宿疾，头痛粉为酸性药物，胃溃疡禁用，病人服后溃疡发作呕血不止，抬到医院，西医没有输血条件，此时病人阳随血脱，郑声连连，目不识人，这是典型的太阳误治伤及阳明血络，大失血导致阳明转太阴、少阴，阳气暴脱而郑声。由于当时买不到人参，余学力尚浅还不能纯熟应用附子，病人最终不治而亡。今想起来心中仍惋惜不已。讨论：胃痛一证，从六经思路来分析，实则在阳明，可清可消。如清、消过头，阳气耗伤则会转入太阴，由实转虚，此时当用理中辈。如生冷杂投，或妄用抗生素苦寒伤胃，虚寒更伤而转入少阴，病势会更加严重，此时当用四逆辈。如阳气来复，转出太阴，改为理中辈，此可在太阴阶段治愈。如若不然，误治、失治，很可能在太阴病阶段转入少阴不治证而亡。亦可因阳气阴气交战，转入厥阴，出现寒热错杂证候，可用乌梅丸治之。再者，或阴证转入阳证，再转至阳明，用清、下两法获愈。或自身阴阳调节，或下血而愈，或战汗而痊。

还有一案，1968 年余大学毕业到贵州黄平当兵锻炼，见公社一老农民误服农药中毒，谵语不断，神志不清。谵语实证，此为阳明热毒在胃，其可清也，令服大量酸汤而愈。如果毒邪逆传心营，症见舌绛脉数细、神昏谵语者，此为少阴毒邪侵犯，当用犀角地黄汤加安宫牛黄丸。体实中毒初在阳明气分，久则入血以伤胃中血络，上干心营必多谵语神昏，如逆传心包，此少阴毒邪侵犯营血，清营醒脑必用之不可少。如体虚中毒，初当在太阴，不治则转至少阴心、肾，神衰、厥脱、郑声，此又当从理中、四逆入手。

二一一、**发汗多，若重发汗者，亡其阳，谵语，脉短者死，脉自和者不死。**

【评析】 使用汗法治疗阳明病是犯了大忌，但太阳病当汗而重发其汗亦是不允许的。汗为津液所化，又血汗同源，其为阴，汗多必然阴伤而阳无所附，无附则虚则脱，阳脱神无所依则说胡话，此时谵语断不可作实证，这与上面讲的谵语有本质不同。预测亡阳谵语吉凶，主要在审脉。脉短为阳气将绝，主凶；脉和缓，阴阳正在自调，主吉。

如果发汗多而伤及胃液，致内燥成阳明热结之候，阳明热炽内燥也会有谵语，这是实证谵语。实证谵语当见长脉、洪脉，此时若见短脉，说明内燥津伤邪实正虚，病情就要复杂得多。这是阳明里实兼有津伤之候，当用调胃承气汤加玄参、生地、麦冬、人参治之。

二一二、伤寒，若吐若下后，不解，不大便五六日，上至十余日，日晡所发潮热，不恶寒，独语如见鬼状。若剧者，发则不识人，循衣摸床，惕而不安，微喘直视，脉弦者生，涩者死；微者，但发热谵语者，大承气汤主之。若一服利，则止后服。

【评析】 太阳表证误用吐法、下法为逆，吐下伤及胃液，五六天甚至十余天不大便，每到下午 3 点至 5 点就发潮热，不怕冷，时时独自言语，就像见到鬼神一般，严重时还会昏迷不识人、循衣摸床、惊惕不安、两目直视、气微微发喘，这是阳明腑内热炽盛、热扰神明所致。脉如果有弦象，说明胃气尚存，这就有希望救活；如果出现涩脉，说明热邪伤及营阴津液，胃气受败，预后就不好。前面脉弦者，可用大承气汤治之。如果服一次药后，大便得行，大便变软，就不要再服了，以免攻下药伤正；后面脉涩者，气阴已伤，单独用下则不行，当于大承气汤内加入人参、玄参、麦冬、生地之属。后世温病学对承气攻下法作了许多补充，补气攻下、养阴攻下、凉血攻下等疗法，使仲景疗法更加完善。

二一三、阳明病，其人多汗，以津液外出，胃中燥，大便必鞕，鞕则谵语，小承气汤主之。若一服谵语止者，更莫复服。

【评析】 阳明病汗出过多，胃中燥，大便硬，或谵语者，这是阳明胃腑证轻证。当用小承气汤轻下之。若服一次谵语止，大便通行，就不要再服。如果有余热未尽，不可再行下法，当以养阴和胃之药调理，竹叶石膏汤治之。

下而勿伤，这是仲景用药原则。在《伤寒论》下法中常有“则止后服”、“更莫复服”、“得下，余勿服”、“若更衣者，勿服之”等。下法祛邪，必保胃气。胃气在疾病预后方面起到至关重要的地位，有胃气则昌，无胃气则亡。用下法必须明乎此，乃为上医。

二一四、阳明病，谵语，发潮热，脉滑而疾者，小承气汤主之。因与承气汤一升，腹中转气者，更服一升；若不转气者，勿更与之。明日又不大便，脉反微涩者，里虚也，为难治，不可更与承气汤也。

【评析】 小承气汤适用于阳明燥结之轻证，用于潮热、谵语、脉滑疾等证候，服第一次后有矢气者，再服第二次，若服后无矢气者就不可用小承气汤。如果见到脉微涩而不是滑疾，这是里气大虚，不可单用攻下之承气汤，仲景称为难治证。如以攻补兼施法治之则不难也，后世陶氏黄龙汤治之妙。如果阳证转为阴证，大便虚硬，这是寒凝所致，又当温太阴脾寒。

二一五、阳明病，谵语，有潮热，反不能食者，胃中必有燥屎五六枚也；若能食者，但鞕耳，宜大承气汤下之。

【评析】 阳明病之燥屎，轻者为条状干硬，重则如鞭如栗。此处"胃中必有燥屎五六枚"，这是大承气汤的证候。如果饮食尚可，说明胃气尚存，大承气汤下之；如果不能饮食，胃气已伤，仲景未列治法，余以为当安胃攻下，津伤者增液承气汤，气虚者陶氏黄龙汤。

二一六、阳明病，下血，谵语者，此为热入血室，但头汗出者，刺期门，随其实而泻之，濈然汗出则愈。

【评析】 仲景在长沙堂内坐诊，一位老妪急匆匆赶来请仲师出诊，说她家小姐突然昏迷说胡话。仲景令弟子一同前往，查问病情，小姐两天前发热口渴，请了医生来处治，热未退月经又来，突然间昏不识人，口中说胡话。仲景诊其脉急数，查头有汗。仲师告曰：此为阳明热入血室之证，治当凉血清热，急令弟子取出银针以刺肝经期门穴，行泻法，如果针后全身痛快出微汗就会痊愈，针后果然如期汗出而愈。

回家后，弟子问仲师：如果用药，该用什么方药？仲师曰：清阳明气分热用大柴胡汤，热入血室直须凉血散血当用桃核承气汤，两方合用必见功效。

二一七、汗出谵语者，以有燥屎在胃中，此为风也。须下者，过经乃可下之。下之若早，语言必乱，以表虚里实故也，下之愈，宜大承气汤。

【评析】 阳明病肠中有燥屎，又见发热、汗出而说胡话，这是表虚里结证。如果阳明里证不急，就当先让表邪退尽后才行下法，如果下得太早，里气未结，表邪因之内陷，必生他病。如果阳明里急，燥屎不下，必然谵语，此时尽管有表证，亦当先行下法，燥屎得下，里气一开，表邪自透。

二一八、**伤寒四五日，脉沉而喘满，沉为在里，而反发其汗，津液越出，大便为难，表虚里实，久则谵语。**

【评析】 伤寒四五天后，阳气受伤，邪入里寒化、病及太阴，阳气虚而喘满，脉沉微，这是表实转为里虚。这种情况下，表证已去，用不得发汗药。如果粗工刻舟求剑，孟浪发汗，必然津伤，太阴虚寒转为阳明津枯证，大便必津伤燥结不出，久久不治，燥结生热，阳气来复，复之过重，必成阳明燥热，上扰神明必发谵语。一证数日，阴阳转来转去，生出诸病：表寒一病也，寒化喘满二病也，津伤便难三病也，里实谵语四病也。阴阳相逐，变化无穷，其理可不通乎？

二一九、**三阳合病，腹满身重，难以转侧，口不仁，面垢，谵语，遗尿。发汗则谵语，下之则额上生汗，手足逆冷。若自汗出者，白虎汤主之。**

知母六两　石膏一斤，碎　甘草二两，炙　粳米六合

上四味，以水一斗，煮米熟汤成，去滓，温服一升，日三服。

【评析】 如果病人既有腹满、谵语、遗尿、面垢的阳明病证候，又有口不仁的少阳病证候，还有身重难以转侧的太阳病证候，这称作三阳合病。此时当以哪经重治哪经的原则治之。显然此合病以阳明经热为主，当以白虎汤清之，阳明热邪一退，少阳、太阳之证自可遁迹。因为没有燥屎，故不可下而当用清。阳明经热当清不可下，阳明腑结当下不可清，不得一丝混淆。

二二〇、**二阳并病，太阳证罢，但发潮热，手足漐漐汗出，大便难而谵语者，下之则愈，宜大承气汤。**

【评析】 二阳并病在发展过程中，太阳病的症状没有了，只

有潮热、汗出、大便不下、又发谵语，这时可用下法，燥屎去而病自退。如果表气未退，里气未成实，自当先解表；如果里气成结，里气为重，又当治里。

二二一、阳明病，脉浮而紧，咽燥口苦，腹满而喘，发热汗出，不恶寒，反恶热，身重。若发汗则躁，心愦愦，反谵语。若加温针，必怵惕，烦躁不得眠。若下之，则胃中空虚，客气动膈，心中懊憹，舌上胎者，栀子豉汤主之。

肥栀子十四枚，擘　香豉四合，绵裹

上二味，以水四升，煮栀子，取二升半，去滓，内豉，更煮取一升半，去滓，分二服，温进一服，得快吐者，止后服。

【评析】 病人来找仲景看病，有发热汗出、不恶寒反恶热、腹满而喘的阳明证。但病人又说他咽燥口苦，这又是少阳证。切其脉浮紧，这又是太阳表实的脉象。这是三阳合病的典型病例。根据哪经为主治哪经的原则，阳明经病为主，当以白虎汤清阳明里热，阳明热退，其余二经之邪可自行退去。但粗工认为脉浮紧当先解表，妄用发汗法治之，邪主要在阳明，阳明禁用汗法，若汗之必然内燥更甚，伤及少阴心血而心中不安，燥热上蒸神明必发谵语，当用白虎加人参汤再加生地、麦冬、阿胶。如果不纠正错误，继续错上加错，用温针强取发汗，必然阴更伤而心悸烦躁、不得眠，当用黄连阿胶汤。此时又用攻下药下之，胃中又无燥屎，下之后胃中空虚，邪热乘机窜入胸膈，内生懊憹不安，这时从汗后阳明里热伤及少阴心血转到邪热入胸膈而生懊憹之栀子豉汤证。“凡医”三错出三证，弄得病人受尽痛苦，难怪仲景在原序中感叹“赍百年之寿命，持至贵之重器，委付凡医，恣其所措。咄嗟呜乎！”

二二二、若渴欲饮水，口干舌燥者，白虎加人参汤主之。

知母六两　石膏一斤，碎　甘草二两，炙　粳米六合　人参三两

上五味，以水一斗，煮米熟汤成，去滓，温服一升，日三服。

【评析】 阳明病口渴饮冷水，总不解渴，总是口干舌燥，这是阳明气分热甚又热伤津液所致。根据“热者寒之”的原则，以白虎汤清阳明之热，人参生津以养胃液。人参在此方中主要用来生津液，此方的药理是清阳明经气分燥热，同时生津益气。

糖尿病属于阳明气津伤、燥热在内者，此方甚效。如果烦渴引饮而小便又多，说明少阴亦有不固，当在此方内加山药、生地、五味，方为周全。不口渴口干的糖尿病属太阴、少阴病范畴，当用理中合《金匮》肾气丸加减。

阳明热邪伤阴用白虎加人参汤是治气阴两伤又有热邪，此为标实本虚。如果热伤阴液、劫灼少阴，标邪已退，仅剩阳明、少阴阴伤，治当从少阴立法。余师何国良先生 20 世纪 50 年代初曾在务川县治一例奇案，病人呕血不止，形容憔悴，毛发枯焦，纳食极差，每天坐在灶边奄奄待毙，因家境贫寒，无力医治，每次赶集（五天一次）从乡下进城买硫黄一两服食，自感舒适，后找何师把脉看病，何师问病人怎么喜欢吃硫黄呢？病人说，吃硫黄就像吃杂糖那样好吃。何师深觉奇怪，当即未予开方，告诉次日取方。何师回到家中反复思考，心想可能是服硫黄服多了，硫黄乃大热有毒之品，热伤阳明，再劫少阴真阴，呕血乃因少阴虚热扰动脉络而血出，治之唯有滋水以灭虚火，即壮水之主，以制阳光，拟金匮肾气丸去附、桂加当归、白芍，服一帖即见功效，呕血止，服二帖则病退。后因无钱医治而停药，两月后何师在街上见到病人，病人先打招呼，何师见其长胖了，头发已不枯黄，病人连声称谢，何师问还食硫黄吗？他说，不吃了，也记不起好吃的味道，病人说，自从服两帖中药后，呕血止，饭量大增，现在已参加地里农活。余问：为什么病人病中独喜食硫黄？何师答：可能是硫黄之热与虚热“阳与阳相亲”之故。病愈后，虚热除，自然不想吃硫黄了。

此呕血一证，乍看起来，病在太阴、阳明，但从六经思维看，病却在少阴。阳明及少阴,少阴安阳明,这就是六经一整体,如果不从六经总体入手,你就只能盯在太阴、阳明局部上瞎子摸象,不能总揽全局。

二二三、**若脉浮发热,渴欲饮水,小便不利者,猪苓汤主之。**

猪苓,去皮　茯苓　泽泻　阿胶　滑石,碎,各一两

上五味,以水四升,先煮四味,取二升,去滓,内阿胶烊消,温服七合,日三服。

【评析】 猪苓汤不适用于阳明经热证。

病名:猪苓汤证。

主症:发热(热邪阻滞则发热)、渴欲饮水(热伤津液则渴)、小便不利(水热之邪阻滞则小便不利)。

脉象:脉浮(发热脉势向外则浮)。

病因:下焦水热阻滞。

治法:猪苓汤主之(猪苓、茯苓、泽泻利水;滑石泻热利水;阿胶生津止渴,利而勿伤)。

本方用于淋证水热互结,水邪重而热轻并有阴伤的病人,如热偏重当加入知母、黄柏。

与阳明口渴鉴别:猪苓汤证口渴为下焦水热互结,阻隔津液不能上承引起,不烦渴冷饮;白虎汤证口渴为中焦热伤津液,饮冷烦渴。小便方面:猪苓汤证小便不畅,淋涩而频;白虎汤证津伤而小便少,无淋涩情况。舌苔:白虎汤证苔干而黄;猪苓汤证苔腻或黄腻。脉象:猪苓汤证脉浮;白虎汤证脉洪大或滑数。

结论:猪苓汤不能用于白虎汤证。

猪苓汤治疗慢性肾盂肾炎属于少阴阴虚水停者有效。余之学生某来信息报告:"猪苓汤治我的慢性肾盂肾炎有明显效果,服后很快见效。仲景又一次救了我,免得肾炎发展到肾衰竭换肾,这就省下几十万啦!在煮汤药时我发现滑石把药液搞得混浊不堪,澄清非常困难,如将少许阿胶烊化加入则药液很快澄

清，但多加则反而又恢复原状。我又试用此方方治疗一女性慢性泌尿系感染，她来电话告知效果良好。”

二二四、阳明病，汗出多而渴者，不可与猪苓汤，以汗多胃中燥，猪苓汤复利其小便故也。

【评析】 汗出伤津必胃燥，胃燥则口渴，此为胃热津伤证，与下焦痰饮阻隔、津不上承口渴有本质不同，不可混治。鉴别要点为津伤胃燥舌黄而干，痰饮内阻则舌白腻或水滑。

二二五、脉浮而迟，表热里寒，下利清谷者，四逆汤主之。

甘草二两，炙　干姜一两半　附子一枚，生用，去皮，破八片

上三味，以水三升，煮取一升二合，去滓，分温二服。强人可大附子一枚，干姜三两。

【评析】 阳明病过用白虎汤或过用下法，可以导致阳转阴，实转虚，阳明转太阴。病人出现下利清谷、脉浮迟。无阳温化腐熟水谷则下利清谷，里有寒则脉迟，虚阳向外则脉浮，表热为阳虚发热。此时当用四逆汤治之。因是阳明病误治证，故仲景放在此处予以讨论。

二二六、若胃中虚冷，不能食者，饮水则哕。

【评析】 若胃中虚冷，这是太阴虚寒证，虚寒则无以化谷，故不能食；水为寒物，寒物入胃与太阴虚寒相遇，寒加寒则更寒，故必寒气冲逆而呃逆。（当与 194 条参读）

学生某问：226 条“若胃中虚冷，不能食者，饮水则哕”未出治法，是否参照上条用四逆汤？余答：胃中虚冷，为阳虚生里寒，里虚寒则阳气不运，故主不能食。如果勉强喝点水下去，则会出现呃逆，这说明不但有里阳虚，还有虚寒生饮邪作祟，水饮入胃，两饮相拒，故而呃逆。此时治疗，一方面要治里虚寒，但同时也要化饮邪，标本同治，方为合拍。可用四逆汤加桂枝、白术、茯苓，即中焦仿苓桂剂之意。

二二七、脉浮发热，口干鼻燥，能食者则衄。

【评析】 阳明热盛，热气上熏，必然口鼻干燥，胃中热则胃强能食。如果热邪迫肺，热灼营阴就会血热妄行而流鼻血。阳明致衄与太阳致衄的病机不同，阳明热邪迫血致衄，其热势不因衄而减退；太阳致衄是阳热郁闭不得汗，血出代汗而病退。此条当与46条、47条参考讨论。

二二八、阳明病，下之，其外有热，手足温，不结胸，心中懊侬，饥不能食，但头汗出者，栀子豉汤主之。

【评析】 阳明病，经热当清，腑证当下，这是原则。如果阳明经热用下法，或腑证用清法，亦是不允许的。阳明胃热未结于里，内无燥屎，炽热在气分，此时用攻下药必然邪热不服，热邪乘势侵入胸膈，部分寒化热与原来之寒互结，出现饥而不能食、心中懊侬不安，这时，只有用栀子豉汤治之，栀子清胸膈之热，豆豉使邪热外透而解。如果热与痰结侵入胸膈，就是结胸证，而结胸证拒按，又当从小陷胸汤治之。

二二九、阳明病，发潮热，大便溏，小便自可，胸胁满不去者，与小柴胡汤。

柴胡半斤　黄芩三两　人参三两　半夏半升，洗　甘草三两，炙　生姜三两，切　大枣十二枚，擘

上七味，以水一斗二升，煮取六升，去滓，再煎取三升，温服一升，日三服。

【评析】 病人既有发潮热、大便溏的阳明证候，又有胸胁满不去的少阳证候。如果少阳证为主，就当用小柴胡汤治之，亦可在小柴胡汤的基础上加入葛根、石膏二味阳明经药，既可清少阳邪热又可治阳明热邪。如果是阳明发潮热、大便溏泄为主，少阳为辅，就当治阳明热邪，宜葛根黄芩黄连汤加柴胡主之。阳明经热邪有在胃在肠的区别，大便溏一定是热滞而不爽，与太阴虚寒大便溏不同，在肠之阳明经便泻当从

葛根芩连汤，不可用白虎汤。

二三〇、**阳明病，胁下鞕满，不大便而呕，舌上白胎者，可与小柴胡汤。上焦得通，津液得下，胃气因和，身濈然汗出而解。**

【评析】 二阳合病，“胁下鞕满”的症状重，这是少阳证，同时有“不大便而呕，舌上白苔”的阳明症状，不大便而苔白不黄说明阳明热未结成燥屎。由于少阳证为主，故当用小柴胡汤治之。如果服药后，“上焦得通，津液得下，胃气因和”，胃中阳气来复，必然阳加于阴，汗出而解。

二三一、**阳明中风，脉弦浮大而短气，腹都满，胁下及心痛，久按之气不通，鼻干，不得汗，嗜卧，一身及目悉黄，小便难，有潮热，时时哕，耳前后肿。刺之小差，外不解。病过十日，脉续浮者，与小柴胡汤。**

【评析】 既有阳明的脉大、短气、腹满、鼻干、身目悉黄、潮热嗜卧、时时呃逆，又有少阳证的脉弦、胁下及心痛、久按之气不通、不得小便、耳前后肿痛等，还有太阳证的脉浮不得汗，这是三阳合病。针刺治疗只能起到减轻病情的作用，不能从根本上消除。病情拖延十余日仍不解，脉仍有浮象，这时仍当遵循哪经为主治哪经的原则。少阳证为主则用小柴胡汤，阳明内热有燥屎又当用大柴胡汤或大承气汤。

二三二、**脉但浮，无余证者，与麻黄汤；若不尿，腹满加哕者，不治。**

麻黄汤

麻黄三两，去节　桂枝二两，去皮　甘草一两，炙　杏仁七十个，去皮尖

上四味，以水九升，先煮麻黄，减二升，去白沫，内诸药，煮取二升半，去滓，温服八合，覆取微似汗。

【评析】 承接上条，如果少阳证、阳明证的症状都轻微，太阳证的证候反而明显，就当选用麻黄汤。如三阳合病发展到没

有小便、腹满加哕的时候，这是胃气衰败，三焦阻塞，气化不行，病就难治了。这是三阳转阴的特殊情况，仲景称为不治，欲救之，可试用通脉四逆汤。

前面已经讲了，阴阳为六经之统。六经为病，一般情况下，三阳多实，三阴多虚，三阳之间可以互相制约转化，三阴之间亦可互相制约转化，三阴可转三阳，三阳亦可转三阴。阴阳互生互转，相生相制。本条三阳转了一阵，又转到了太阴、少阴。有人说《伤寒论》自成体系，没有受《内经》理论影响。恰恰相反，《内经》很多理论在《伤寒论》中无处不在，无处不用。仲景虽然未引《内经》一语，但其理论体系显然受到《内经》的影响，从此可看出《内经》、《伤寒论》的一贯性、继承性，但又必须肯定《伤寒论》在《内经》基础上发展了阴阳学说和六经理论。仲景的这个创新推动了中医从理论走向临床，其功甚伟。由于其功在临床，深得后世医家的推崇，注释颇多。曹炳章称自东汉以来注释《伤寒论》者在五百余家。虽然各自从各自角度阐述伤寒，仁者见仁，智者见智，但由于《伤寒论》讲的是辨证，与今天的病（特别是西医的病）概念不同，加之“注解研究伤寒书 1990 年底达 1604 种，日本方面 297 种，名医衍释仲景之文日多，而仲景之意转晦”，故后学者很难适从和融会贯通，很多后学者对《伤寒论》学而止步，甚至不敢入室。目前在中医界流行的《伤寒论》方证辨治，虽然对病理认识有了一定提高，但那是浅层次的提高。我们必须登六经病脉证治的泰山之巅，使百病之形迹尽在心中，这种综观全局、阴阳一体的提纲挈领、执简驭繁之思维格局必然要高出于方证认识。比如下利一证，太阳病有下利之葛根汤证；阳明病有葛根芩连汤之大肠热泻证；阳明热结旁流、下利清谷之腑结疑似证；少阳下利之四逆散加薤白证；太阴下利之理中汤证；太阴肠滑不禁之禹余粮赤石脂证；太阳、太阴水邪停聚下焦下利之五苓散证；太阳、少阳合病之黄芩汤下利证；阳明、太阴寒热错杂之干姜黄芩黄连人参汤下利证；少阴阳虚下利四逆汤证；少阴阴虚之猪肤汤证；少阴虚寒之下利桃花汤脓血证；厥阴正邪进退之下利证；寒热虚实错杂之厥阴下利麻黄升麻汤证；下利败证、绝证等等，且这些证候又在六经中随着阴阳生克制化发生六经变动转化。下利如为太阴，温之过极则可转阳明下利；阳明下利，清之过极，亦可转太阴下利，再用清则转少阴下利；寒极反阴，一部分寒邪化热与原先寒邪混合则形成寒热互结的厥阴下利。掌握这些动态变局，自然就把握住了主动权。如果不从全局上去把握，只是走一步看一步，见一证治一证，没有总揽全局的思想，必然是一叶障目，不见泰山，处处被动。

综观仲景《伤寒论》、《金匮要略》，标本病因涉及风寒在表、表湿、里寒、寒湿、热实、湿热、燥热、寒实、水气、痰饮、水湿、宿食、虫积、瘀滞、瘀结、蓄血、蓄水、气结等标因；本因涉及阳虚、气虚、血虚、阴虚、津伤等。以上标本病因涵盖了多数六经外感内伤杂病。但仲景还有一些病因没有列入，如表燥、表热、表暑、气阴虚、气脱、瘟疫热入心营脑窍、瘟疫邪在膜原、湿热温病邪入三焦等。清代温病学说的发展是一个重要完善阶段，是对六经辨治的重要补充。

二三三、阳明病，自汗出，若发汗，小便自利者，此为津液内竭，虽鞕不可攻下之，当须自欲大便，宜蜜煎导而通之。若土瓜根及大猪胆汁，皆可为导。

蜜煎方

食蜜七合

上一味，于铜器内，微火煎，当须凝如饴状，搅之勿令焦著，欲可丸，并手捻作挺，令头锐，大如指，长二寸许。当热时急作，冷则鞕。以内谷道中，以手急抱，欲大便时乃去之。疑非仲景意，已试甚良。

以大猪胆一枚，泻汁，和少许法醋，以灌谷道中，如一食顷，当大便出宿食恶物，甚效。

【评析】 阳明病用汗法为大忌。用汗法伤了胃中津液，大便内结。这与阳明热结完全不同。当用润下法，宜蜜煎导而通之。外用导法有蜜导、土瓜根导、猪胆汁导。明代王肯堂《伤寒准绳》说："凡多汗伤津，或屡汗不解，或尺中脉迟弱，元气素虚人，便欲下而不能出者，并宜导法。但须分津液枯者用蜜导，热邪甚者用胆导，湿热痰饮固结姜汁麻油浸瓜蒌根导。"

在二十多年前，余在草药市场买天花粉，误买成土瓜根，结果病人用之泄泻，后询问挖药人始知为土瓜根。后来将它用于实证慢性便秘很有效。只是内服，没有作导法之用。

二三四、阳明病，脉迟，汗出多，微恶寒者，表未解也，可发汗，宜桂枝汤。

桂枝三两，去皮　芍药三两　生姜三两　甘草二两，炙　大枣十二枚，擘

上五味，以水七升，煮取三升，去滓，温服一升。须臾，啜热稀粥一升，以助药力，取汗。

【评析】 太阳病表虚将要传入阳明经，虽有大汗出、脉迟的阳明经症状，但仍然有恶寒的症状，表邪仍在，阳明里热未盛，此时仍当用汗法，恶寒汗出当用桂枝汤。此条亦可看做太阳、阳明两病，表为主，故当解表。

二三五、阳明病，脉浮，无汗而喘者，发汗则愈，宜麻黄汤。

【评析】 太阳病初传入阳明，表实仍在，里实不重，仍当解表为先。亦可看做太阳表实、阳明两病，表实重当先治表，麻黄汤主之。此条未见阳明任何症状，疑有脱简。

二三六、阳明病，发热，汗出者，此为热越，不能发黄也；但头汗出，身无汗，剂颈而还，小便不利，渴引水浆者，此为瘀热在里，身必发黄，茵陈蒿汤主之。

茵陈蒿六两　栀子十四枚，擘　大黄二两，去皮

上三味，以水一斗二升，先煮茵陈减六升，内二味，煮取三

升，去滓，分三服。小便当利，尿如皂荚汁状，色正赤。一宿腹减，黄从小便去也。

【评析】 阳明黄疸发病机理：必须是热无出路，瘀热在里，有水湿为助，湿与热合。①身无汗，热不能从汗去；②小便不利，热不能从下泻，湿不能从下利；③渴饮水浆以助湿。如果阳明病发热汗出彻底，热去则不会发黄疸。因此，阳明病一定要汗出适当，否则会生出黄疸病来。

提示：茵陈为利湿退黄要药，入脾经；栀子泄热从小便而去，入下焦；大黄泻阳明热邪。三药利湿、清利湿热，湿热从前后分消而黄自退也。

二三七、阳明病，其人喜忘者，必有蓄血。所以然者，本有久瘀血，故令喜忘。屎虽鞕，大便反易，其色必黑者，宜抵当汤下之。

水蛭，熬　虻虫，去翅足，熬，各三十个　大黄三两，酒洗　桃仁二十个，去皮尖

上四味，以水五升，煮取三升，去滓，温服一升，不下，更服。

【评析】 阳明病热邪得不到清解，热邪入下焦血分，热与血结，形成蓄血。蓄血乃瘀血也，瘀血结在肠，大便硬而必黑，由于不是热结，大便必易解出。血变为瘀，血必少，神明血少必喜忘，由于蓄血是主因，当抵当汤下之则愈。仲景在六经辨治时还时常提到三焦，三焦在六经体系中不起主导地位，是用来补充六经病位之不足，因此仲景的核心理论是以六经为主、三焦为辅的病脉证辨治体系。

二三八、阳明病，下之，心中懊憹而烦，胃中有燥屎者，可攻。腹微满，初头鞕，后必溏，不可攻之。若有燥屎者，宜大承气汤。

【评析】 阳明胃结当下，如果下未尽，肠中仍有燥屎必然心中懊憹烦躁，仍可用下。如果大便开始干、后稀，这就不是胃热结实证。相反，这是先硬后溏中气虚的表现，为太阴虚寒证，若

妄攻之就会出现 209 条说的“攻之必胀满不能食也”。阳明热结与太阴冷结是相反病机,其治不可不分。

二三九、病人不大便五六日,绕脐痛,烦躁,发作有时者,此有燥屎,故使不大便也。

【评析】 阳明病有时还出现以“绕脐痛”为主症的病候,大便久久不解,心中烦躁,时发时止。这是肠中有燥屎,可用调胃承气汤治之。

余治一例小孩,常发高热,用西药后热降复升。此孩常因食煎炸食物而发病,绕脐痛,大便干多日不下,高热不退,下午夜间热更甚,舌质偏绛,舌黄且燥,此为阳明大肠宿食燥结发热,余以白虎合调胃承气加生地、玄参、水牛角,服一次药即开始退热,二次大便得下而热退,一般二剂收功。阳明病三种起因,这是起于本身,不是太阳、少阳两经热邪传来。余收治高热患儿甚多,多在医院输液,一月几次,花费常在数千元,常常愈输液患儿愈无抵抗力,稍遇感冒又发,用中药后,疗效甚快,且扶正寓在其中,保太阳表阳,安太阴脾土,始终抓住六经病机,实为祛邪安正之良法,患儿多走出病境而康复。

二四〇、病人烦热,汗出而解,又如疟状,日晡所发热者,属阳明也。脉实者,宜下之;脉浮虚者,宜发汗。下之与大承气汤,发汗宜桂枝汤。

【评析】

阳明病还有一种热型:热如疟状。

发作时间:下午 3 点到 5 点(日晡所)。

脉象:脉实。

治疗:与大承气汤。

疑似证:脉象浮虚,虽然下午热如疟状,但浮为表,虚脉为表虚,故不可断为阳明,为表虚寒热如疟证型。治疗用桂枝汤。

提示:

(1)太阳病亦有下午发热如疟状的情况,不独阳明才在下午发热，要点是脉浮虚。

（2）发热如疟状是一种特殊热型，表证（23条）和此条是特殊性，应注意。

（3）表虚、阳明里结和瘟疫肠伤寒都有下午发热如疟症状，宜鉴别分治。

二四一、大下后，六七日不大便，烦不解，腹满痛者，此有燥屎也。所以然者，本有宿食故也，宜大承气汤。

【评析】 素有宿食内结之人，阳明偏实。如果经过下法好转后，过了几天又有发热、烦躁、腹满，这是体实偏亢而内燥又结，这时仍然当用下，不要拘泥得下后不可再下之戒，这种特殊体质应特殊处理。知其常，亦要达其变。

二四二、病人小便不利，大便乍难乍易，时有微热，喘冒不能卧者，有燥屎也，宜大承气汤。

【评析】 阳明病特殊证型：

主症：喘冒不能卧。

次症：①微热；②小便不利；③大便乍难乍易。

病因：有燥屎。

病理分析：阳明病热灼胃津，津少则大便难；小便时少，阴阳自我调节，津液还能润养胃液，则大便乍易；热邪上干于肺，则喘冒不能平卧。

治疗：大承气汤。

提示：阳明经证之白虎汤和葛根芩连汤以及腑证大承气汤皆可影响肺而出现咳喘，不独肺一脏引起。

二四三、食谷欲呕，属阳明也，吴茱萸汤主之；得汤反剧者，属上焦也。

吴茱萸汤

吴茱萸一升，洗　人参三两　生姜六两，切　大枣十二枚，擘上四味，以水七升，煮取二升，去滓，温服七合，日三服。

【评析】 阳明病过用下法，阳热被灭，灭之过极，阴寒反生，阳转阴，实转虚。寒气在胃，食谷无阳温化则呕。这种阳明转太阴虚寒证，里寒盛太阴虚寒次之，故不用理中而用吴茱萸汤。吴茱萸、生姜重用且两倍于补太阴之人参、大枣，可见祛寒温里为主。如果服吴茱萸汤后反而呕吐更厉害，说明诊断有错误，这有可能是上焦少阳有热(心烦喜呕)，吴茱萸为辛热药，对发热、热郁而呕不利，这时当用小柴胡汤。如果胃中热气未尽而呕者，又当用竹叶石膏汤主之(397 条)。

余在门诊遇到一慢性便秘病人，经中医清、下、润下法治疗，皆不效，且服凉药还反加重病情。后来有人介绍用吴茱萸、胡椒煎服则愈，此乃太阴寒凝而结，寒去则结散，故而有效。因用到吴茱萸，故在此谈及。如为太阴本阳虚不化引起之便秘，又当理中剂治本。标本皆可成疾，当分治。

二四四、太阳病，寸缓、关浮、尺弱，其人发热汗出，复恶寒，不呕，但心下痞者，此以医下之也。如其不下者，病人不恶寒而渴者，此转属阳明也。小便数者，大便必鞕，不更衣十日，无所苦也。渴欲饮水，少少与之，但以法救之。渴者，宜五苓散。

猪苓，去皮　白术　茯苓各十八铢　泽泻一两六铢　桂枝半两，去皮

上五味为散，白饮和服方寸匕，日三服。

【评析】 本条讲了五个太阳病的发展变化证型。

(1)太阳证表虚：寸缓、关浮、尺弱，汗出，本当用桂枝汤。

(2)误用攻下成痞证：不呕，但心下痞者，救逆当用泻心汤。

(3)太阳表寒化热转入阳明：不恶寒而渴者，当以白虎汤主之。

(4)阳热致津枯便秘证：大便必鞕，不更衣十日，无所苦也。治不必服药，用饮水疗法：少少饮之，津液渐生而大便自软，暴饮必致内生水饮而为害。

(5)太阳表虚，寒邪化热入下焦与水互结，形成下焦水饮阻滞膀胱。饮邪阻隔津液不能上承则渴，五苓散主之。

由于有三个证型牵涉阳明，故将此条放在阳明病中讨论。

二四五、脉阳微而汗出少者，为自和也；汗出多者，为太过。阳脉实，因发其汗，出多者，亦为太过。太过者，为阳绝于里，亡津液，大便因鞕也。

【评析】 此条注家看法各异。余以为此条紧接上条，显然与上条有关。此条讲人体阴阳二气调节大便燥硬的情况。仲景讲“阴阳自和”，《内经》称“不治自已”。这是阴阳相生、相制、相谐的一种规律。这个规律在生理病理方面起到重要作用。当津少便秘时，血和津这两种阴液开始自我调节，脉微不亢则血化津以润便。汗出少，津液自保以养胃液使便软，这是阴气的平和自调，其结果是自和而愈；如果阳气复之过旺，汗出多(或先前发汗过多)，都会使津更伤，便则更硬，这是矫枉过正，调之过度。脉不是微而是实，实则血燥不生津，故称亡津液，大便仍燥硬。阴阳自和、自我修复，有太过修复、不及修复和平气修复，也有一定的限度。修复过来的就痊愈，修复不过来的仍须药物治疗。

阴阳存在三种状态：太过、不及和平气。三种状态不断运动变化，无有休止，阴阳两个方面生克制化、亢害承制，既有病理的传化变异，也有病理向生理方向调节，这些变化规律要认真理解，一部《伤寒论》难学在此，奥妙亦在此。仲景云：“阴阳会通，玄冥幽微，变化难极，自非才高识妙，岂能探其理致哉！”此乃确实出自肺腑之言。

二四六、脉浮而芤，浮为阳，芤为阴，浮芤相搏，胃气生热，其阳则绝。

【评析】 从浮芤脉看阴阳二气消长情况，浮为阳为热，芤为血为阴。阴阳两气相争，阳长则阴消，热多则灼津而阴少，阴虚生内热，内热灼营阴，脉必虚少而中空，空者芤也。津少则便枯，如阳热过极，阴则消亡。无阴而阳必孤，孤阳则绝。阴阳相争，看谁的力量大谁就决定胜负。此条阳气力大，故消耗阴津血液在所难免，而生出芤脉和津枯便秘。如果阳过极则伤阴，阴方不存在了，阳自己随之消亡，故称“其阳则绝”。总之，阳热灼津耗血致脉芤津枯而便结，阳热继续发展成阳极，阳极而阴被耗竭，则脉芤、大便不下，最终到阴亡，阴亡而阳孤，孤阳不长则绝，“其阳则绝”是结局。对阳长阴消到阴阳消亡这一过程反映得是何等明了。《内经》云：“人生有形，不离阴阳。”医道虽繁，可以一言而蔽之，曰阴阳而已。不懂阴阳之理，又岂能掌握更深奥的医理。

二四七、趺阳脉浮而涩，浮则胃气强，涩则小便数，浮涩相搏，大便则鞕，其脾为约，麻子仁丸主之。

麻子仁二升　芍药半斤　枳实半斤，炙　大黄一斤，去皮　厚朴一尺，炙，去皮　杏仁一升，去皮尖，熬，别作脂

上六味，蜜和丸，如梧桐子大，饮服十丸，日三服，渐加，以知为度。

【评析】 麻子仁丸主治证：

病名：脾约。

主症：大便则鞕。

次症：①趺阳脉浮而涩；②小便数。

病理分析：趺阳脉在下以候下焦。浮涩脉，浮则胃气强、有热；涩则为津少，津少是因为小便多而津亏。一方面有胃热灼津，另一方面小便多而伤津。阳明胃与太阴脾共主消化，胃热来制约脾，脾精不布则便硬。

方解：本方由标本两组药组成。

标药组：大黄、厚朴、枳实，为小承气法泄热通便。

本药组：麻子仁、芍药、杏仁、蜜。

临床用于阴伤肠燥津枯引起的便秘很有效，还可根据热与燥的偏重调整比例。热证重，清热药就多一些；燥证重，润燥药就重一些。余曾治一黎平便秘病人，便秘十多年，常登厕数小时

不解，腹中很不适，各方求医无效，跑遍贵阳几大医院用多种药物治疗均无效，检查肠镜亦无结果。经人介绍到余处就诊，余以此方加入温养少阴的郁李仁、牛膝、菟丝子做成胶囊剂，服一月而愈。

太阴病阳虚冷结便秘，不可用此方，当按太阴虚寒治之。当与243条评析中便秘一道讨论。

二四八、太阳病三日，发汗不解，蒸蒸发热者，属胃也，调胃承气汤主之。

【评析】 太阳病表证用汗法，汗出过多，表寒化热入里，或汗多伤及阳明胃液，皆可形成阳明里结，热型为蒸热，轻结者用调胃承气汤。

二四九、伤寒吐后，腹胀满者，与调胃承气汤。

【评析】 伤寒表实误用吐法，必伤胃液，津伤就燥必成阳明内结，仍当用调胃承气汤。一部《伤寒论》就在阴阳二字上做学问，或抑阳、或扶阳、或救阴。热结伤阴则急下以存阴，津枯便结则润燥以养阴，所谓“存得一分津液，便有一分生机”，此之谓也。

二五〇、太阳病，若吐，若下，若发汗后，微烦，小便数，大便因鞕者，与小承气汤，和之愈。

【评析】 太阳病吐下汗皆禁，若妄用之，必成变证。如果下之微烦大便不结，这是热入胸膈之栀子豉汤证；若大便内结，当与小承气汤。

二五一、得病二三日，脉弱，无太阳柴胡证，烦躁，心下鞕，至四五日，虽能食，以小承气汤少少与微和之，令少安。至六日，与承气汤一升。若不大便六七日，小便少者，虽不受食，但初头鞕，后必溏，未定成鞕，攻之必溏；须小便利，屎定鞕，乃可攻之，宜大承气汤。

【评析】 这是一个精彩的门诊病案。

有一天，一个伤寒病病人来找仲景看病，诉他病了两三天了，自己感觉心中烦躁，心窝部硬满，仲景切其脉为弱脉。仲景分析，仅有脉弱、烦躁、心下硬，说明太阳证和少阳证都没有，好像是表寒化热传入阳明胃腑的早期证候，由于脉弱，恐有里虚。仲景为了慎重起见，告诉他此次不必开药，回去少少喝点温水，观察一下大便情况，如果大便不下，明天再来。第二天病人说用了饮水疗法仍然不解大便，心窝部仍然硬满烦躁，只是能吃点东西了。仲景见他胃强能食，就给他开了一帖小承气汤，告诉他只吃几汤匙，不要服多了，再观察大便情况。第三天病人又来了，说大便仍未解，小便反而少了，东西也不想吃了。仲景当机立断，这不是阳明腑证，一定是先硬后溏的太阴中虚证，以理中汤加附子一帖，服后即愈。

这个病例告诉医生，观察阳明里结一定要有燥屎内结，如果没有把握，先用小承气少少试探，矢气得下，即可攻之。亦可用饮水疗法渐渐生胃液再观察大便硬与不硬。如果是太阴冷结用小承气汤必加重病情，从反面得之当温不当下。本案疑似点在烦躁心下硬满，既像结胸又像阳明，经过承气试探，真相毕露，给治法提供了出路。

二五二、伤寒六七日，目中不了了，睛不和，无表里证，大便难，身微热者，此为实也，急下之，宜大承气汤。

【评析】

主症：目中不了了、睛不和（阳明热灼津伤不能上以养目则视物不清，或眼睛不灵活）。

次症：①大便难（热结津枯所致）；②身微热（没有太阳、少阳的脉证。此乃里热迫蒸）。

病因：此为实也（阳明腑里实证）。

治疗：宜大承气汤（急下存阴）。

提示：“无表里证”，即无表证之谓也。“表里”为偏义词组，指表证。

二五三、阳明病，发热汗出多者，急下之，宜大承气汤。

【评析】 阳明病本来就有发热、汗出，在经用清，发热汗出即解；如果汗多伤津，阳明经热转入阳明腑，大肠内结，就当下、不当清，宜大承气汤下之。

二五四、发汗不解，腹满痛者，急下之，宜大承气汤。

【评析】

主症：腹满痛。

次症：无（应当有发热、腹拒按、苔黄燥、或滑数等脉证，否则无法确定病因）。

病因：阳明里结。

分析：见发热以为是太阳表证，发汗不但不解反而内劫胃液使阳明更燥。燥之甚，当用重下剂大承气汤。

二五五、腹满不减，减不足言，当下之，宜大承气汤。

【评析】

主症：腹满（与上条腹满且痛不同）。

次症：无（应当有拒按、发热、苔黄燥、脉滑数等，否则无法确定病因）。

病因：阳明里结。

治疗：大承气汤。

提示：腹满一证，病因多端。实证有热结、痰饮、水邪、虫积、宿食、气滞；虚证有太阴脾虚痰饮气滞（厚朴生姜半夏甘草人参汤）、太阴虚寒（理中汤加减方）等。当根据脉证，各司其属。

二五六、阳明少阳合病，必下利，其脉不负者，为顺也。负者，失也，互相克贼，名为负也。脉滑而数者，有宿食也，当下之，宜大承气汤。

【评析】 阳明少阳合病，症见下利、脉滑而数，有宿食也。此为阳明热结旁流下利，少阳证的症状轻，当用“通因通用”之从取法，大承气汤下之，宿食去而下利必止。滑脉为实脉，亦为阳明主脉。如果出现弦脉，则为肝脉，一般情况下，土被木克。根据《内经》“夫邪气之客于身也，以胜相加，至其所生而愈，至其所不胜而甚，至于所生而持，自得其位而起，必先定五脏之脉……”阳明胃土，生土者为火，不胜者为木。如果阳明胃结出现弦脉，即木来克土，以胜相加，即“其所不胜而甚”，故为克贼。负者，失也。此为逆，病必当重；今脉为滑数，乃为胃脉，虽然没有生我之洪脉（火），实为“自得其位而起”。故仲景用大承气汤下之必然而起。仲景云：“天布五行，以运万类，人禀五常，以有五脏。”阴阳五运者，天地之道也。这是《内经》相生相克的五行观在《伤寒论》中的具体运用。仲景主要用阴阳哲学思想辨析，五行运用在《伤寒论》中仅有几条，这是一大特点。

二五七、病人无表里证，发热七八日，虽脉浮数者，可下之。假令已下，脉数不解，合热则消谷喜饥，至六七日不大便者，有瘀血，宜抵当汤。

评析；阳明病见到浮数脉，这是阳明变脉，与表热之脉不同。浮为阳在外，数为里实。只要内有燥屎而无表邪即可下之。如果用攻下药后，数脉不见好转，病人反而能食，善食易饥。大便又是六七天不解，这就不是阳明气分燥结，而是阳明血分瘀结。何以知为瘀结？有可下之症，用阳明气分药无效，反正出为血结，下瘀结当用抵当汤。“晬时当下血”即可明证。

提示：阳明下法，有下阳明燥结、有下宿食、有下瘀结、有下蓄血、有下水饮、有下虫积、有下痈脓等等，认证需准确，各用其法。

二五八、若脉数不解，而下不止，必协热便脓血也。

【评析】 阳明腑证病位分为胃与大肠，在气在血。阳明大肠下利发热而便脓血。这是热入大肠血分下利重证。仲景没有提出治法，参照仲景经验，当用白头翁汤加入血分药如丹皮、赤芍、银花炭等。阳明大肠热痢必行清法，绝对用不得温法，温之则犯热热之戒，与表热用不得辛温发汗同出一理。务川县老中医何国良先生亦余师也，他曾经谈到一医误治案：20 世纪 40 年代务川籍黄埔军官学校毕业生王某，回务川完婚，婚后不久下河洗澡，饮冷水患热痢，里急后重，下痢赤白，但恶寒脉伏，请一儒医诊治，以为恶寒脉伏，燕尔新婚伤阳，按三阴虚寒论治，投附子理中汤一帖，服后脉出亦不恶寒，以为方证已对，续服二帖，一次服下剧痛不止，此医不知热痢投热药犹抱薪救火，还以为是附子没有煎得好的缘故，遂亲自煎煮与服，第二道药下肚即腹痛如刀绞，后不治而亡，这种热热之过，何等悲哉！

附子阳药也，虚寒当大效，实热妄投之，必然热势更烈。不究阴阳寒热虚实，其祸旋出，为医者如履薄冰、如临深渊，可不慎乎！

二五九、伤寒发汗已，身目为黄，所以然者，以寒湿在里不解故也。以为不可下也，于寒湿中求之。

【评析】 太阴寒湿发黄（阴黄证）。

主症：身目为黄（一定为萎黄晦暗而不鲜明）。

病因：伤寒发汗伤及太阴脾气，湿邪内生，寒湿在里不解。

治法：于寒湿中求之，仲景未列方药，当以四逆汤加茵陈。

提示：阴黄为太阴寒湿，温里退黄为法，用不得治疗阳明实热发黄之攻下药，用之必生坏证。

二六〇、伤寒七八日，身黄如橘子色，小便不利，腹微满者，茵陈蒿汤主之。

【评析】 阳明热湿发黄（阳黄证）。

主症：身黄如橘子色（成熟之橘皮色）。

次症：①小便不利，尿如皂荚汁状，色正赤（热湿阻滞下焦则小便不利）；②腹微满者（热湿阻滞中焦则轻微腹满）。

成因：①汗出不彻，热湿留之；②小便不利，热湿不从小便中去。

治疗：于阳明热湿中求之，茵陈蒿汤主之。

提示：阳黄为热为湿，治当攻下退黄，不可用寒湿药治之，用之必败。

二六一、伤寒，身黄、发热，栀子檗皮汤主之。

肥栀子十五个，擘　甘草一两，炙　黄檗二两

上三味，以水四升，煮取一升半，去滓，分温再服。

【评析】 还有一种黄疸，里无腹满见症，黄亦很鲜明，但有明显的发热症状，这就当用清法退黄，不用下法退黄，用栀子檗皮汤治之。

发黄属癌症者，多难治愈。余曾治疗一例胆道癌病人，通身发黄为深橘色。余用民间黄疸方，初颇效，后无效。余欲从厥阴血分瘀热开犀黄丸方，病人家属嫌牛黄、麝香贵而放弃治疗，不久病亡。

二六二、伤寒，瘀热在里，身必黄，麻黄连轺赤小豆汤主之。

麻黄二两，去节　连轺二两　杏仁四十个，去皮尖　赤小豆一升　大枣十二枚，擘　生梓白皮切，一升　生姜二两，切　甘草二两，炙

上八味，以潦水一斗，先煮麻黄再沸，去上沫，内诸药，煮取三升，去滓，分温三服，半日服尽。

【评析】 还有一种黄疸，既有黄疸鲜明、小便不利而黄的里证，同时又有发热恶寒无汗的表证，这是表寒里有热湿之黄疸，就当用解表与清利热湿之方麻黄连轺赤小豆汤治之。提示：

(1)阳明发黄为里热发黄引动太阴湿邪形成，热是主因，故用下法和清法，热去湿亦去，故称热实。

(2)如果热湿相等，俗称湿热发黄。当见便溏、舌苔黄腻和呕恶，阳明太阴两病。仲景未列治法，当用茵陈合五苓散加赤小豆、桑柘白皮、连翘根或田基黄。由于今人喜食生冷酒食，患病多打针输液，太阴水湿较重，此类黄疸反多。（民间方治疗黄疸有特效，可供补充应用：满天星、马蹄草、虎杖、大通草、田基黄、赤土苓）

(3)发黄一证,病因多端,有阳明发黄、有太阴寒湿发黄、有表里证发黄、有瘀结发黄(125 条)等,当区别对待。阳明发黄为阳明热郁再加上湿邪酝酿而成,无湿不成黄,汗可去湿,太阳表闭汗不出湿内留可与热湿内酿成疸。亦可因下焦小便不利,湿邪无去处而内返与热酿成疸。六经一整体,太阳、太阴、阳明、三焦气化失司,内中有任何一经失衡则病起矣。又如阴黄,太阴虚寒生湿,少阴阳虚下焦不利,湿无去路,内酿寒湿,亦可发黄,这又牵涉太阴、少阴,一个发黄证六经皆参与病理。如果阴阳自调,将湿邪从大便中排出,这又不会发黄,这是三阴阳气生理调节。生理、病理、六经阴阳生克制化,阴阳运转,形成了一个整体。有的注家只讲六经病理,不讲六经生理,更不讲六经阴阳一整体,只讲“太过”、“不及”,不讲“阴平阳秘”,病愈的机理能说得通吗?《内经》“不治自已”、《伤寒论》“阴阳自和”又当怎讲?其实,六经生理自我调节,《伤寒论》满书皆见,学者当留心,不可忽视。

又如阳明热甚入营劫灼阴血成瘀结之候,瘀热交蒸亦成蓄血发黄。以上六经病理发黄,就生出清、汗、下、温、消、补诸法之治,动态地把握六经生理病理,不要仅仅盯在一处,这就是六经思维。西医诊断的肝癌、胰腺癌、胆管癌、急性重型肝炎、溶血性黄疸等疾病皆可出现黄疸,当根据病情应用六经思维确定病位、气血、痰瘀、水热、标本、顺逆情况而治之。

对待西医的诊断,既要重视它,因为这是四诊的扩大和补充,但又不能对号入座。重视它,就是更进一步了解局部的病理变化,一些理化指标提示我们四诊看不到的那部分。如乙肝,临床上四诊只能由脉证反映,但知道是乙肝,我们在六经思维时就要考虑疫邪病因;但光有乙肝诊断而没有四诊脉证,就难分辨六经病机,因而无法确定治疗。有的学者提出用西医诊断,用中医治疗。这种将中医辨证与治疗割裂,最后就只能是方证思维,结果便是对号入座。如果这样,必定抛弃了仲景的六经辨治这个中医几千年沉淀出来的治病精华,疗效必然大降。所以，西医诊断仅作四诊内容之一部分，切记不能喧宾夺主。必须以中医六经思维为准。所有疾病都应照此而行。常须识此，勿令误也。

（4）生梓白皮当为桑柘白皮（务川仍有用柘桑根白皮治黄疸的验方），一升疑为一合误，如未切，不可能用升量。

第五章

辨少阳病脉证并治

二六三、少阳之为病，口苦，咽干，目眩也。

【评析】 此条当与96条结合起来学习。少阳病为热性病之半表半里阶段，可由太阳病传来，亦可从阳明病传来，亦可少阳自身发病。不管传变途径怎样，但必须具备口苦咽干、目眩、往来寒热、胸胁苦满、或胸中烦而不呕、心烦喜呕、脉弦等主症。另外兼有心下悸、小便不利、或不渴、或咳等。由于足少阳胆经无出入之道，热邪侵入少阳，热郁致枢机不利，只宜和解。下之则犯太阳，汗之则犯阳明，利小便则使生发之气反陷入三阴。

二六四、少阳中风，两耳无所闻，目赤，胸中满而烦者，不可吐下，吐下则悸而惊。

【评析】 从太阳表虚中风化热传入少阳的称少阳中风，不是说少阳感受风邪，否则讲不通。少阳热盛上冲，热扰少阳本经之耳窍，必然两耳无所闻，上冲目则目赤，上冲胸中则满而烦。由于热在少阳经，就不可用吐下法，妄行吐下必然导致热扰神明、惊悸烦躁之实证；或吐下伤阴之惊悸不安之虚证。

二六五、伤寒，脉弦细，头痛发热者，属少阳。少阳不可发汗，发汗则谵语。此属胃，胃和则愈；胃不和，烦而悸。

【评析】 少阳头痛发热、脉弦，宜和，不宜发汗，如果妄行发汗，必然汗出津伤，入里化燥，发生谵语，转属阳明。如果此时胃气没有受到很大影响，人体阴阳自复功能还好，还可自行调节自愈。如果超出了人体阴阳的调节能力，病邪仍然要传入于胃，还要出现烦躁和邪热心悸。

二六六、本太阳病不解，转入少阳者，胁下鞕满，干呕不能食，往来寒热，尚未吐下，脉沉紧者，与小柴胡汤。

柴胡八两　人参三两　黄芩三两　甘草三两，炙　半夏半升，洗　生姜三两　大枣十二枚，擘

上七味，以水一斗二升，煮取六升，去滓，再煎取三升，温服一升，日三服。

【评析】 太阳病表寒入里化热传入少阳，症见少阳证主症中的一二症状者，都可以认定为少阳证。何况现在有"胁下鞕满"、"干呕不能食"、"往来寒热"、"脉沉紧"等，更当用小柴胡汤治之。脉沉紧，沉主里，紧脉为弦脉之甚，与弦脉同类。这又是少阳证的另外一种脉型。

柴胡有几个品种，退少阳热用竹叶柴胡；解肝郁四逆汤用北柴胡。

二六七、若已吐下、发汗、温针，谵语，柴胡汤证罢，此为坏病。知犯何逆，以法治之。

【评析】 少阳证禁汗、吐、下、温针，这是原则。如果犯禁用之，少阳证消失了，出现谵语，这是坏病，此为逆。如果汗出伤津，入阳明胃腑谵语者当用下，在阳明经者当用清。如果亡阳谵语者当温，若津液大伤谵语者当救阴。如果还出现其他症状，当视情况及何种病机，以法治之。

二六八、三阳合病，脉浮大，上关上，但欲眠睡，目合则汗。

【评析】 脉浮为太阳，脉大为阳明，上关上为长脉则为少阳，三阳脉同时出现，但欲眠睡(与但欲寐有别)，目闭则汗出，怎么治？仲景未交代，仍然是哪经为主治哪经的原则。此处少阳为主，仍宜用小柴胡汤治之。必须说明一下，太阳篇中讲的大柴胡证，实际上是少阳阳明合病，二经病皆重，用此方显然不可以，故以小柴胡汤去参、草加入大黄、枳实、白芍和解少阳之热，下阳明里之结。如果少阳阳明合病，阳明

里结不重，当用柴胡加芒硝汤轻下（104条）。太阳篇中讨论的太阳少阳合病，宜用柴胡桂枝汤两解之（146条），热入血室从小柴胡汤治之。太阳误治邪入少阳夹水饮用柴胡桂枝干姜汤治之（147条）。

提示：

（1）柴胡汤证禁汗、吐、下、温针，是指柴胡汤本证。不包括与太阳、阳明合病情况。

（2）少阳胆经与厥阴肝经互为表里，肝病及胆，胆病及肝，两经病互相影响，必须兼治。

（3）小柴胡汤三大功效，一为和解少阳，二为和解表里，三清胆热。

二六九、伤寒六七日，无大热，其人躁烦者，此为阳去入阴故也。

【评析】 如果伤寒表证，不经过任何治疗，过了六七天，病人发热不高，出现烦躁的现象，这有可能是伤寒表邪入里寒化，由阳转阴出现的阴证烦躁。如果发热甚，有可能表邪化热传入阳明。伤寒表邪不一定会传到少阳，阳明也不一定传入少阳，这是必须明白的。

二七〇、伤寒三日，三阳为尽，三阴当受邪，其人反能食而不呕，此为三阴不受邪也。

【评析】 按照一般传变时间来看，一日太阳，二日阳明，三日少阳。如果太阳表证按照这样的一般规律传变，到了第三天，三阳证传完了，往三阴经传变。但第三天病人饮食尚好，而且又不呕吐，说明病邪不可能再往三阴经传变，这是一种情况，不是所有传变形式。伤寒及一切外感病的发展变化传变有顺传、隔经传、直入三阴以及逆传等多种情况。只要传变到某一经不发病，或阴阳自和自调，就有可能自愈。《内经》讲“不治自已”就是讲阴阳的这种功能。

二七一、伤寒三日，少阳脉小者，欲已也。

【评析】 如前所述，伤寒病到了第三天，按常规该往三阴之太阴传变，但此时少阳弦脉转为小脉，这是平和之脉，不是太阴之弱脉或迟缓，这是传经已尽、病愈之兆。

《伤寒论》处处讲到脉候，文中罗列了二十几种脉象，需要我们认真学习。当在其他症状不典型时强调以脉测证，因此，脉与证同样重要，不可单独以证辨治，有时将会造成误诊。

二七二、少阳病，欲解时，从寅至辰上。

【评析】 少阳病的自然痊愈时间，在上午3点到9点。如果用药治疗得当，亦会截断病势，提前而愈。

第六章

辨太阴病脉证并治

二七三、太阴之为病，腹满而吐，食不下，自利益甚，时腹自痛。若下之，必胸下结鞕。

【评析】 太阴与阳明，太阴为阴土，阳明为阳土。一阴一阳，一实一虚，一寒一热。共主后天消化。太阴病为虚寒，主里，其主要临床证候为腹满（寒胀）、而吐（寒格）、食不下（寒则不消谷）。虚寒不胜湿，脾气不升则下利益甚。寒滞于中则时腹自痛。由于脾虚有寒，脉一定是弱或迟缓。寒湿留于胃中，苔亦是白的。尿一定是清长的。太阴虚寒是阴气太盛，阳气不足。与阳明阳气亢盛相反。阳明是功能亢进，为气有余；太阴为功能衰退，气不足。根据《内经》"补不足，损有余"、"虚者补之"的原则，太阴宜温宜补。禁用下法、清法。下之清之必犯"虚虚"之戒。若妄行下、清，必然导致阴邪留于胸下，出现寒凝结硬。严重者还有可能导致亡阳绝阳危候。

太阴病是阳衰初期，主方为理中汤。重在用干姜、甘草。附子仅在腹满时加入。如太阴病不治，发展至阳衰极期，就当用四逆辈。余治一例太阴泄泻病人，常用西药抗生素治疗，重伤太阴脾阳，食油、食肉则泻，满腹疼痛，且泻后神衰脉弱躺在床上。余以理中合四逆加肉桂、肉蔻数剂而起。

二七四、太阴中风，四肢烦疼，阳微阴涩而长者，为欲愈。

【评析】 太阳中风表虚证，寒邪入里传入太阴，称为太阴中风。不是太阴感受风邪。如果出现四肢烦疼，为太阳中风表证仍见。如果脉见阳微阴涩而长，这是外邪已衰，太阴仍虚，胃气仍在，乃将愈的征兆。如果为表虚与太阴里寒合病，里寒为盛，法当先救里，救里先用四逆汤，里和则再用桂枝汤。

二七五、太阴病，欲解时，从亥至丑上。

【评析】 太阴病的预测自行痊愈时间为21点到次日的凌晨3点。痊愈不痊愈，主要取决于病势强弱、人体阳气盛衰以及治疗得当与否。

二七六、太阴病，脉浮者，可发汗，宜桂枝汤。

桂枝三两，去皮　芍药三两　甘草二两，炙　生姜三两，切　大枣十二枚，擘

上五味，以水七升，煮取三升，去滓，温服一升，须臾啜热稀粥一升，以助药力，温覆取汗。

【评析】 太阴病如果阳气来复不再往少阴传变，而是向太阳外传，出现脉浮汗出身痛等，这是外传到太阳的桂枝汤证，当用桂枝汤治之。正气来复，三阴向三阳外传，乃为吉兆，病势由深入浅。阳气的盛衰决定疾病的归转和预后。

二七七、自利不渴者，属太阴，以其脏有寒故也，当温之，宜服四逆辈。

【评析】

主症：自利。

次症：不渴。（应该还有下利水谷不化，或脉弱，或脉迟缓，或肛门下利不热等。单有不渴不能明确诊断）

病因：其脏有寒。

治疗：轻者理中汤；重者四逆汤。

二七八、伤寒脉浮而缓，手足自温者，系在太阴。太阴当发身黄；若小便自利者，不能发黄。至七八日，虽暴烦下利，日十余行，必自止，以脾家实，腐秽当去故也。

【评析】 又是两个精彩病案：

（1）有一患伤寒病的病人来请仲景看病，切其脉浮而缓，其

他任何症状都没有，用手摸手足温暖而不冰冷。仲景告诉他，你没有表证，手足又温，只是脉浮缓，缓为太阴脉，浮为阳有外透之势。问他小便解得好不好，病人回答不畅利。仲景告诉他，小便不畅利，太阴湿邪没有去处，留在中焦，可能要出现黄疸。过了两天，病人来了，果然如仲景之言，病人全身发黄，只是黄色不像阳明病阳黄那样鲜明，而是晦暗。仲景可能给他开了五苓散加茵陈治之，服了几帖就好了。

（2）另外又有一个病人仍然是这种情况，“脉浮而缓，手足自温”，来找仲景看病，主诉他七八天了，每天泄泻得厉害，仲景告诉他，如果泄泻突然停止，没有吃什么药，这是“手足自温”的“脾家实”，阴阳自调的情况，脾中的湿邪腐秽排出去了，就不会郁于里而发黄。结果如仲景所预测一样，这个病人腹泻突然停止后，再没有出现发黄等病了。

二七九、本太阳病，医反下之，因尔腹满时痛者，属太阴也，桂枝加芍药汤主之；大实痛者，桂枝加大黄汤主之。

桂枝加芍药汤方

桂枝三两，去皮　芍药六两　甘草二两，炙　大枣十二枚，擘　生姜三两，切

上五味，以水七升，煮取三升，去滓，温分三服。本云，桂枝汤，今加芍药。

桂枝加大黄汤方

桂枝三两，去皮　大黄二两　芍药六两　生姜三两，切　甘草二两，炙　大枣十二枚，擘

上六味，以水七升，煮取三升，去滓，温服一升，日三服。

【评析】　太阴病的来源有以下几种情况：一是太阳表寒传里转为太阴，少阴虚寒渐愈转出太阴；二是阳明用清、下伤及中阳，阳有余转为阴有余；三是过食生冷瓜果及大量输液伤及中阳；四是平素太阴体质素虚，自家起病；五是久居江南湿地或潮湿工作环境或长夏暑湿，外湿引动内湿伤及脾阳。太阴病包括

本病和标病两类。本病为太阴虚寒，标病为太阴虚寒内生的痰饮、水气、水邪等。临床统计，太阴病比例相当高，难见一个阳明里热之人。这是因为人们生活习惯和西医有病必输液导致太阴病大量增加。

此条讲太阳病误用下法，中阳被伤，出现的太阴虚寒腹痛。由于太阳表证仍在，又有里虚寒，就当用桂枝去芍药加附子汤治之，桂枝解表邪，附子温里，芍药生湿当去之。如果不是这种情况，而是太阳表邪仍在，太阴里气不和，这种太阳太阴并病，又当用桂枝解表，重芍药以和解里气，缓急止痛；如果表证仍在，太阴化热转为里实，又当用桂枝加大黄汤解表攻下，此时的腹痛当有里结便燥，这与太阴虚寒腹痛相反。两证腹痛相隔天渊，不可混治。

二八〇、**太阴为病，脉弱，其人续自便利，设当行大黄芍药者，宜减之，以其人胃气弱，易动故也。**

【评析】 承接上条，阐述用药治疗太阴病时必须考虑，如果属于太阳病与太阴里气不和，芍药虽然缓急止痛，但毕竟是阴药，用芍药当视病情适当掌握其剂量，中病即止（原则上芍药对太阴不利）。在用桂枝加大黄汤时，由于是太阴转属阳明，大黄的剂量一定要掌握好，只可暂用。因大黄为伤阳之物，会使太阴病加重，更甚者还会使病转为少阴。

第七章

辨少阴病脉证并治

二八一、少阴之为病，脉微细，但欲寐也。

【评析】 少阴病为肾与心的虚寒证，为人体阳气衰弱极期，既是太阴虚寒发展的结果，又是心肾本脏自病的反应。由于阳气衰微，营血不足，故脉一定“微细”，比太阴“迟缓”更进一步。阳气衰微，轻者表现精神不好、乏力、头昏，常常坐着就头低垂着睡觉（民间称天柱倒了）；严重者无神而欲睡，睡之又睡不着（“但欲寐”）。呼之精神欲振，须臾又恍惚不清。表情淡漠，甚至颠三倒四。很多老年人和大病后都有这种少阴病的反应，因此，此类证型当引起注意。

《内经》云：“阳气者，若天与日，失其所则折寿而不彰。”阳气在人体中起着重要的生理和病理作用，存在着三态——太过、不及和平气。平气者无病。太过者抑之、损之；不及者扶之、补之。有人总结《伤寒论》六字诀：散阳、抑阳、扶阳。三阳散阳（汗法，少阳宜和不宜汗）、抑阳（清、下法），三阴扶阳（温里法）。虽然不能完全包括所有治法，但亦击中了要害。目前在全国流行的“火神派”，在用附子剂上独树一帜，敢于突破仲景用附子最大剂量三枚之限，用到数百克，挽救了不少太阴、少阴大虚的病人，其功不可没。但不能将附子剂用治太过之实热证，否则将犯“热热”之戒。

附子为少阴病之主药，即回阳第一药。附子主产四川，正品出江油，素有“世界附子在中国，中国附子在四川，四川附子在江油”之称。经检测，附子的主要成分生物碱和附子多醣含量最高。但目前江油附子产量锐减，在炮制上又大多用胆巴浸泡，致使重金属超量。余之学生某亲自去江油考察，来信息称“江油是唐代诗人李白故乡，但现在已经现代化，变得千人一面，毫无特色。附子种植面积由六千多亩萎缩到一千多亩，三万五千亩最适合附子种植的大片良田多被水泥固化营造城镇化。当地人还认为附子有毒，吃了会掉头发。”附子都在每年夏至后十多天采挖，采挖不及时就要烂在地里，加工不及时也会烂掉，因此药商就在大水泥池用胆巴浸泡以保鲜，然后慢慢加工烘干。所以如需要清水附片，如“极品附子”，必须向当地药商订货，单独加工供货，这是一个亟待解决的问题。药商用胆巴浸泡，一是增加重量，抓收入；二是图省事。甚至用硫黄熏或用吊白块增白，这样下去，中医将衰在自己的药上。我建议用附子时单独向江油药商订买清水附片比较好，虽然贵一点，但用起来放心。

附子为少阴病主方四逆汤之主药。没有任何一种药能取代它，正所谓回阳独领风骚。火神派祖师郑钦安先生赞“四逆汤一方，乃回阳之主方也……则凡世之一切阳虚阴盛为病者，皆可服也……一见是阳虚证即以此方，在分量轻重上斟酌，预为防之，方不致酿成纯阴无阳之候也。”所以附子兴阳扶阳若天与日，如失之则中华医学将大为失色矣。

二八二、少阴病，欲吐不吐，心烦，但欲寐，五六日自利而渴者，属少阴也，虚故引水自救；若小便色白者，少阴病形悉具。小便白者，以下焦虚有寒，不能制水，故令色白也。

【评析】 如果少阴病虚寒证除了具有脉微细、但欲寐基本证候外，又见欲吐不吐、心中烦，过了五六天后，突然泄泻口渴、泻下完谷不化、口渴喜热饮、小便清白而长，这是少阴下利。少阴下利与太阴下利，同为虚寒。少阴更重，治当用四逆汤，太阴下利主用理中汤。少阴主药在附子，太阴重在干姜，用附子亦仅在加减法中使用。阳气衰弱分为初衰、重衰、极衰三个阶段，初衰用干姜甘草汤，重衰用干姜附子汤或理中汤，极衰用四逆汤或通脉四逆汤。

二八三、病人脉阴阳俱紧，反汗出者，亡阳也，此属少阴，法当咽痛而复吐利。

【评析】 少阴病尺脉与寸脉都有紧象（或重按、轻按都有紧象），紧好像为实脉，如果同时有汗出不止，无发热者，此为阳气将脱。此处紧脉为大虚脉，即少阴病的变脉。（太阳伤寒脉浮紧，紧为实脉，无汗而喘，此为正实邪实，与此相反。）如果少阴虚阳外脱，还会有咽痛、上吐下泻的证候。咽痛者阴火上逼，宜四逆加猪胆汁治之以破阴回阳，导龙入海。上吐下泻当用通脉四逆汤。此处的咽痛是大虚寒证，用不得清法、下法和汗法。用之必亡。猪胆汁是反佐药，不宜多用，多则为清。

二八四、少阴病，咳而下利，谵语者，被火气劫故也，小便必难，以强责少阴汗也。

【评析】 少阴病为虚寒极期，禁用火劫发汗，汗之为逆。用火劫发汗后，病人咳嗽、腹泻、小便难，并发生谵语说胡话者，这是强发少阴之汗而亡阳外脱见证。当用四逆加人参汤治之，加人参意在补已亡之阴液。

二八五、少阴病，脉细沉数，病为在里，不可发汗。

【评析】 少阴病火劫发汗或药物发汗皆在禁列。现在开展的蒸汗疗法，不问虚实，对中老年人特别是少阴虚寒之人用之大为不妥，建议谨慎行事，以免发生意外。

二八六、少阴病，脉微，不可发汗，亡阳故也；阳已虚，尺脉弱涩者，复不可下也。

【评析】 少阴病为阳气大虚证，禁汗、禁下；尺脉弱涩为肾大虚，更禁下。少阴病还禁吐、禁清（禁服大青龙汤）、禁和、禁消。仲景虽然未言，但其义也在其中。

二八七、少阴病,脉紧,至七八日,自下利,脉暴微,手足反温,脉紧反去者,为欲解也,虽烦,下利必自愈。

【评析】 少阴病如果阴阳自调自和,仍然有可能自愈。如果脉紧转为微,手足反温,这是阳气将复的征兆。只要脉转微,手足反温,哪怕有心烦下利的情况,阴阳自和自调自愈都有可能。六经病皆有阴阳修复的功能,阴阳相抱、互生互助,在运动中太过、不及以归平衡。这是阴阳学说的重要规律。

二八八、少阴病,下利,若利自止,恶寒而蜷卧,手足温者,可治。

【评析】 少阴病的可治证,泄泻突然自止,怕冷蜷卧,手足温暖,这时阳气没有到离决的地步,是可治证。

二八九、少阴病,恶寒而蜷,时自烦,欲去衣被者,可治。

【评析】 少阴病的另一种可治证,表现为怕冷而蜷卧、时时心烦、欲去衣被,这是少阴阳气回复与阴邪抗争,也是可治证。

二九〇、少阴中风,脉阳微阴浮者,为欲愈。

【评析】 少阴病从太阳表虚传来,表邪已衰则寸脉当微。如果要阴阳自调自愈,就必须要尺脉见浮实才行,因尺脉为肾脉,肾脉浮实则为有肾气,肾气内外鼓动则现浮实,正气旺则邪弱,病当自愈。脉象的邪正反映,当以阳气胜于病邪的脉候才可以断病必愈。这些脉象精细处,一般“按寸不及尺”之凡医是不可能做到的。

二九一、少阴病,欲解时,从子至寅上。

【评析】 少阴病,欲解时,从 23 点到次日 5 点。阳气在体内运行,六经各占两个时辰,在此旺盛之时,病邪自退。这说明阳气在人体中调节的重要作用。但必须指出,人体有阳气还有阴气,阴气亦主调节作用,特别是温热病,阴气在病理过程中起到至关重要的作用,故古有“存得一分津液,便有一分生机”之说。阳为用，阴成形，阴为气之母。气之与形，形存则气存，形灭则气灭。大失血之人，形质消亡，其气即脱。大失津液之人，亡阴随即阳气即亡。大失血“有形之血不能速生，无形之气必当急固”。《内经》云：“阴虚则无气，无气则死矣。”古人无立即补充血液之条件，只好暂时补气固脱以生血。故阳气阴气皆生之本，缺一不可。只有阴平阳秘，才其寿乃昌。特别是一些器质形质发生变异的疾病，更应当补其形质。所以有“精不足者，补之以味”之古训。补阴之方，仲景有平性酸甘化阴血之芍药甘草汤，还有温补营血之新加汤，另外还有清补营血之黄连阿胶汤，平补少阴之猪肤汤，阴阳并补之茯苓四逆汤、四逆加人参汤、金匮肾气丸。炙甘草汤是气血阴阳并补之剂，后世温病学家将阳药去掉改为三甲复脉汤，这是补阴救阴之剂。（吴鞠通“专翕大生膏”更是填阴补精之专剂。）“壮火食气”，阳气亢盛，阴津消灼，仲景白虎加人参汤，人参救阴。胃津匮乏，少少饮温水，意在生津以养液。大病后伤阴，仲景主张糜食自养，亦在扶胃以生阴。桂枝汤服后，以稀粥助胃生津出汗而不伤。仲景汗剂令不可大汗，亦在保人身津液。伤寒变证、坏证，或伤阳，或伤阴，仲景就在阳气、阴气上立法。所以仲景是使用阳药的开山祖师，亦是温病之起祖。古人云：半部《论语》治天下，此话有失偏颇之嫌；余则曰：一部《伤寒》治百病，虽有过激处，但错亦不为大。

二九二、少阴病，吐利，手足不逆冷，反发热者，不死；脉不至者，灸少阴七壮。

【评析】　少阴病，如果上吐下泻、四肢不冰冷，这是阳气还在，就有希望救活。如果脉细微摸不到，可用灸法，在关元、气海处灸七壮左右。内服仍当用通脉四逆汤救治。

二九三、少阴病，八九日，一身手足尽热者，以热在膀胱，必便血也。

【评析】　少阴病，本为虚寒证，如果到了八九天，一身手足尽热，说明这是第二次传变皆轮到传入阳明经时出现的证候。

前面反复强调，六经之间互相转化传变，这种寒化热就是其中的一种情况。六经阳传阴为凶，阴转阳为吉。如果少阴虚寒化热移于下焦膀胱，就要发生便血。这种便血是少阴血热所致，仲景未列治法，当用养血、凉血、止血，宜黄连阿胶汤加生地、白芍。

如果是少阴虚寒便血，又当温阳摄血为法，用不得凉药。余的经验是用黄土汤。

二九四、少阴病，但厥无汗，而强发之，必动其血，未知从何道出，或从口鼻，或从目出者，是名下厥上竭，为难治。

【评析】 少阴病误用发汗可使阳气更伤而动血；其失血的病理是少阴气不摄血、气不统血而妄行脉外；其出血无定位，一旦发生失血，特别上部出血，就会因失血而阴血耗竭；这样一来，阳气大伤又加上阴血亏耗而出现阴阳两伤的困境，即“下厥上竭”，这种情况就非常难治。仲景没有提出治法，根据后世医家对阴血的治疗经验，可用镇阴煎（熟地、怀牛膝、炙甘草、泽泻、肉桂、附子）加磁石以止上部出血，或用六味回阳饮（附子、干姜、甘草、人参、熟地、当归）通治失血，或用人参、童便、陈醋、十灰丸治之。

二九五、少阴病，恶寒，身蜷而利，手足逆冷者，不治。

【评析】 少阴病出现虚寒厥冷，恶寒身蜷，而又下利不止，寒到了极点，一点阳气都没有，到了一片死寂孤阴不长的境地，这就是不治之症。

二九六、少阴病，吐、利、躁烦、四逆者，死。

【评析】 上吐下泻、烦躁不安、四肢冰冷、脉象沉弱，主危。如果出现在霍乱过程中，必须大剂四逆加人参救之。内伤杂病过程中偶亦见到这类证候。切不可用苦寒，切不可用大剂消炎药输液，误投者必死。

此条当与309条对照学习。此条为少阴阳绝证；309条为少阴标邪里寒盛，“烦躁欲死者”，当为烦躁得要死那样难受，不是真的要死了。因此，此条为标急。故 309 条主药为吴茱萸，主在治寒；此条如欲救之，主药当为附子。

二九七、少阴病，下利止而头眩，时时自冒者，死。

【评析】 还有一种证型也是很危险的。泄泻突然停止，出现头晕眼花，这是阳气上脱、阴气竭于下的凶证，亦是死证。少阴病一般情况下，利止为病愈之征兆，为什么此条利止反而病情加重呢？汪琥说得好：下利止，则病当愈，今者反利为死候，非阳回而利止，乃阳脱而利尽也。

人身乃天地之所化，“生、长、壮、老、已”是阴阳的自然规律，人生度百岁乃去。阴阳者，生杀之本始，当阴阳各自走到极端，出现孤阳、孤阴、亡阳、亡阴之际，阴阳即离决，死亡就不可避免。因此，上工亦只能十全其九。对待死证，一方面要向病家说明，下达病危通知书，以防引起医疗纠纷；另一方面医生又必须遵从《内经》“天复地载，万物悉备，莫过于人”的教导和仲景“爱人知人”的思想尽职尽责抢救。

二九八、少阴病，四逆，恶寒而身蜷，脉不至，不烦而躁者，死。

【评析】 少阴病，阳绝无脉者死。六经各有死候，阴绝、阳绝或病邪特盛是死亡的关键。脱证者危。汗出不休，或汗坠如珠，为津脱；暴喘不休者，为上脱；戴阳面赤如朱者，为上脱；突然能食为除中，为中脱；谵语郑声，为神脱；下利不止，为下脱；脉微细欲绝，为营气脱；彻夜不寐者，为神脱；突然想交接者，为肾脱；突然大失血不止者，为血脱。大病衰弱已久，突然精神振作起来，这是阳脱前的回光返照。病久大肉陷下、骨瘦如柴者，为肉脱。久病衰危，突然哕声连连，为阴气上冲之上脱。大病郑声、谵语、寻衣、摸床、撮空引线、幻视见鬼者，为神脱。大病垂危现七怪脉者，为脉脱。大病垂危反现实脉，脉证相违者，为脱。脉无胃气、肾根者，为脱。对于脱证，非大剂附子不可挽救，仲景立四逆辈以挽回阳气，救人于将绝之刻，千秋功业，惠德昭昭。惜乎今人畏附子为砒、鸩，不用或不敢大用，至使良药束之高阁，让多少生灵奔赴黄泉。郑钦安为首的火神派力排众议，独树一帜于医林，敢投重剂附子于阳绝之时，扶阳于顷刻之间，其为仲景之功臣也。

二九九、**少阴病，六七日，息高者，死。**

【评析】 少阴病六七天后当轮到传入阳经，到阳经阳气不至而反现暴喘，阳气一点希望都没有，主死。何以息高主死？《医宗金鉴》称："肾为生气之源，息高则真气散走于胸中，不能复归于气海，故主死也。"

欲救之，余以为用通脉四逆加人参汤，再加上桂、磁石、童便。

三〇〇、**少阴病，脉微细沉，但欲卧，汗出不烦，自欲吐。至五六日，自利，复烦躁不得卧寐者，死。**

【评析】 少阴病脉微细沉为营血脱，烦躁彻夜不寐者为神脱，失神者亡，主死。

欲救之，拟从李可破格救心汤治之。

三〇一、**少阴病，始得之，反发热，脉沉者，麻黄细辛附子汤主之。**

麻黄二两，去节　细辛二两　附子一枚，炮，去皮，破八片

上三味，以水一斗，先煮麻黄，减二升，去上沫，内诸药，煮取三升，去滓，温服一升，日三服。

【评析】 少阴病初得本不该发热而发热，这是太阳、少阴两感，即俗称阳虚感冒。少阴本病禁汗，此处有表寒不在禁列。麻黄发太阳之汗，细辛发少阴之汗，附子温少阴之寒。标本两治。附子为主药，应当二三倍于麻黄、细辛。此为阳虚感冒温阳发汗之剂。

余的一个学生去九寨沟旅游，亲自体会高寒环境下此方的妙处。他发来短信告知："从川主寺到黄龙景区要经过海拔四千

二百米的雪山口，有人推销红景天口服液，十支一盒九十元，为了体验一下效果，马上服两支，到达景点大门，此地高三千二百米，有轻度心悸呵欠，觉得无效。由于冷风吹，似乎有点感冒，服麻辛附胶囊两粒，觉心头宽松，行动轻快，呼吸通畅。看到有人在急救站输液吸氧，心中庆幸学了经方，免去西医折腾。马上返回重庆，特告。”

《内经》云：“至高之地，冬气常在。”冬者寒也，阴盛也。阴盛则阳衰，今用麻黄祛太阳外寒，以细辛祛少阴里寒，附子大辛大热扶少阴心肾里阳（必须重用），自然解决了高原缺氧反应。

余以为如果用四逆加人参汤研末装胶囊吞服，直接补少阴阳气则更效。

红景天性寒，血分药。对高原反应，寒生寒，用之必伤阳，实有害无益。庸医贪利，非我辈所为，不足效法。

三〇二、**少阴病，得之二三日，麻黄附子甘草汤微发汗。以二三日无里证，故微发汗也**。

麻黄二两，去节　甘草二两，炙　附子一枚，炮，去皮，破八片

上三味，以水七升，先煮麻黄一两沸，去上沫，内诸药，煮取三升，去滓，温服一升，日三服。

【评析】　少阴、太阳感冒，轻者用麻黄附子甘草汤微发其汗。麻黄发汗，附子温少阴之寒，甘草守中扶正。附子、甘草三倍于麻黄。

三〇三、**少阴病，得之二三日以上，心中烦，不得卧，黄连阿胶汤主之**。

黄连四两　黄芩二两　芍药二两　鸡子黄二枚　阿胶三两

上五味，以水六升，先煮三物，取二升，去滓，内胶烊尽，小冷，内鸡子黄，搅令相得，温服七合，日三服。

【评析】　少阴病虚寒过了二三日该轮到传入阳经时，阳气帮扶使寒化热，出现本经热化，心中烦热，不得卧，本为阴虚，标

为热化。当以黄连阿胶汤治之。芍药、鸡子黄养少阴心阴，黄连、黄芩清心热，烦热可除，心阴得养而能卧。养心阴药当重于清心药。

三〇四、**少阴病，得之一二日，口中和，其背恶寒者，当灸之，附子汤主之。**

附子二枚，炮，去皮，破八片　茯苓三两　人参二两　白术四两　芍药三两

上五味，以水八升，煮取三升，去滓，温服一升，日三服。

【评析】 少阴病阳气大虚，背经常怕冷的，当用艾灸关元、膈俞两穴，同时服附子汤温里。真武汤是生姜易此方人参，重在化水饮；此方人参助附子以补气。

三〇五、**少阴病，身体痛，手足寒，骨节痛，脉沉者，附子汤主之。**

【评析】 附子汤还可以治少阴虚寒体痛、骨节痛。对寒痹有殊功。

三〇六、**少阴病，下利，便脓血者，桃花汤主之。**

赤石脂一斤，一半全用，一半筛末　干姜一两　粳米一升

上三味，以水七升，煮米令熟，去滓，温服七合，内赤石脂末方寸匕，日三服。若一服愈，余勿服。

【评析】 少阴下利便脓血，为虚寒下利。赤石脂止血以治标，干姜温里，粳米和中。寒重可加附子。此方与白头翁汤相对，一寒一热，各司其职。

三〇七、**少阴病，二三日至四五日，腹痛，小便不利，下利不止，便脓血者，桃花汤主之。**

【评析】 桃花汤还可以治疗少阴下利的次症“腹痛、小便不利”。慢性结肠炎属于此证候者用此多效。西医称阿米巴痢疾可用此方加鸦胆子仁(桂圆肉或灰面包吞)治之。若湿热阳明下

利，切记禁用之。

三〇八、**少阴病，下利，便脓血者，可刺**。

【评析】 少阴下利还可用针刺法。足三里为强壮穴，可行补法。亦可行灸法。另外关元、神阙皆可用灸法。

三〇九、**少阴病，吐利，手足逆冷，烦躁欲死者，吴茱萸汤主之**。

吴茱萸一升　人参三两　生姜六两，切　大枣十二枚，擘

上四味，以水七升，煮取二升，去滓，温服七合，日三服。

【评析】 少阴病有标病、本病，标因为寒邪所伤，出现吐利、手足逆冷、烦躁欲死者，用吴茱萸汤治之。此为寒重，主症为吐逆，本气未大伤，故治标为急，此即《内经》所谓"有取标而得者"。此条特别要与太阴本气大虚鉴别，296 条云："少阴病，吐、利、烦躁、四逆者，死。"此条为大虚证，误投吴茱萸汤者剧。

学生问：309 条有吐利、手足逆冷、烦躁欲死等，在临床时多半会考虑用四逆汤，它与吴茱萸汤有何区别？用四逆汤能否也解决问题？余解释道：此处的烦躁欲死是烦躁得难受极了，这与四逆阳气大虚烦躁欲死有虚实之别，后者烦躁欲死有濒临死亡感，神志不清，或谵语郑声，脉极微细；而前者脉为沉弦，神志不乱。里寒郁阻，阳气不布达四肢，则四肢厥冷。里寒困阳，阳不养神则烦躁欲死。寒气冲逆则吐利并作。此标急而阳郁，治当吴茱萸祛寒为主。由于标病为急，故不可用四逆汤。

三一〇、**少阴病，下利，咽痛，胸满，心烦，猪肤汤主之**。

猪肤一斤

上一味，以水一斗，煮取五升，去滓，加白蜜一升，白粉五合，熬香，和令相得，温分六服。

【评析】 猪皮性寒，滋阴养液而去虚火，阴虚有热者宜。虚热可引起咽痛、心烦、胸烦闷、下利，此方主之。另有白粉、蜜，亦为养阴药。此方为平性滋阴剂，虽然作用慢，但无碍阳之弊。可

作为平常亦药亦食之滋补用药。白粉最好用糯米为佳。近年民间醋蛋疗法，用白醋、鸡蛋、蜂蜜加开水服之，这是酸甘化阴的处方，对少阴、厥阴阴虚有效，可治阴虚引起之高血压、高血脂、动脉硬化。阳虚者勿用。

白粉为粳米粉，亦可用糯米粉。猪肤为猪皮，以鲜者为准，干者恐有增白防腐有毒剂污染，切不可用。

“胸满”之满，同“懑”字。任应秋先生云：“同懑字，即烦闷的意思，不是胀满。”当从。

为什么下利要用猪肤汤治疗？这要从复合症状来分析，下利使津液下泄，因而发生阴虚咽痛、胸懑闷、心烦等虚火上浮症状。苦寒药用之则苦更劫阴液，温补药又助火而于虚火不利，所以用甘平滋阴剂直接治疗本因，阴足而不下泄，其病自退。

三一一、少阴病二三日，咽痛者，可与甘草汤；不差，与桔梗汤。

甘草汤方

甘草二两

上一味，以水三升，煮取一升半，去滓，温服七合，日二服。

桔梗汤方

桔梗一两　甘草二两

上二味，以水三升，煮取一升，去滓，温分再服。

【评析】　咽痛属于少阴阴虚而又感受热邪的，轻者用甘草汤治之，重者用桔梗汤。甘草宜用生，并且以甘草稍为上。生甘草水煎解百毒，或加地浆水，或加生绿豆汁，其效更好。据蒲辅周先生经验，生甘草粉调麻油外擦治皮肤病有佳效。本方甘草一钱，加百合两钱，鸡子白半枚（临时兑入），名百合鸡白汤，治小儿肺燥声音不亮或读书声音嘶涩（清代王绳武《大生集成》）。

少阴虚寒咽痛，为阳气大虚，虚阳上浮，当用白通加猪胆汁汤。

阳明邪火咽痛，当用白虎汤加味治之。

学生问："《品读名医》介绍岳美中从《老残游记》中获得方子，咽痛经试颇佳，急忙找来查看，果有加味桔梗汤（桔梗、甘草、大力、荆芥、防风、薄荷、辛夷、滑石），似从《伤寒论》311 条化出，不知此方有效果吗？"余解道：文学作品里面的中医药知识，余早年就详细研究过，《老残游记》、《镜花缘》、《三侠五义》、《红楼梦》、《西京杂记》、《太平广记》、《清代清宫野史大观》、《遵生八笺》等都有这方面的知识，由于出自文学家笔下，笔下生花，常有夸张不实成分，因此，或效或不效，这与中医药严谨性有别。此加味桔梗汤治风寒客于太阳喉间，药性平和，荆芥、薄荷、防风祛风，辛夷开窍，滑石去水饮，桔梗利咽喉，甘草清咽，应当有效。如果上焦肺热重或阳明咽痛则不相宜，如果少阴阳虚咽痛或少阴阴伤咽痛皆禁用。有了六经辨治这把尺子，分析起来就一目了然。

三一二、**少阴病，咽中伤，生疮，不能语言，声不出者，苦酒汤主之**。

半夏，洗，破如枣核，十四枚　鸡子一枚，去黄，内上苦酒，着鸡子壳中

上二味，内半夏著苦酒中，以鸡子壳置刀环中，安火上，令三沸，去滓，少少含咽之。不差，更作三剂。

【评析】　少阴咽痛阴虚兼有痰热用苦酒汤，其症状表现为咽中伤、生疮不能言语。（后世多用凤凰衣治失音。）小儿化脓性扁桃体炎，发热不重，扁桃体白肿，上有化脓白点用之有效。红肿有黄色脓液并有高热者，属阳明热结，当于阳明病中求之。

三一三、**少阴病，咽中痛，半夏散及汤主之**。

半夏，洗　桂枝，去皮　甘草，炙

上三味，等分，各别捣筛已，合治之。白饮和，服方寸匕，日三服。若不能散服者，以水一升，煎七沸，内散两方寸匕，更煮三沸，下火，令小冷，少少咽之。半夏有毒，不当散服。

【评析】　少阴标病寒痰结于喉中，咽中痛，半夏散及汤主

之。半夏化寒痰，桂枝去寒，炙甘草养中。此方与白通加猪胆汁汤一为治标，一为治本。

三一四、**少阴病，下利，白通汤主之。**

葱白四茎　干姜一两　附子一枚，生，去皮，破八片

上三味，以水三升，煮取一升，去滓，分温再服。

【评析】 白通汤治少阴虚寒泄泻而有阳虚虚热在外。猪肤汤治少阴虚热泄泻而有阴虚烦热。两者病机不同，当各司其治。

三一五、**少阴病，下利，脉微者，与白通汤。利不止，厥逆无脉，干呕烦者，白通加猪胆汁汤主之。服汤，脉暴出者死，微续者生。**

白通加猪胆汁汤

葱白四茎　干姜一两　附子一枚，生，去皮，破八片　人尿五合　猪胆汁一合

上五味，以水三升，煮取一升，去滓，内胆汁、人尿，和令相得，分温再服。若无胆，亦可用。

【评析】 少阴虚寒下利。

主症：下利。

次症：脉微。

治法：白通汤。

加减方：厥逆无脉，干呕烦者，白通加猪胆汁汤。

预后：①脉暴出者死（阳气无根，暴出必暴没，如山溪水暴涨必暴落然）；②微续者生（阳渐出则生）。

三一六、**少阴病，二三日不已，至四五日，腹痛，小便不利，四肢沉重疼痛，自下利者，此为有水气。其人或咳，或小便利，或下利，或呕者，真武汤主之。**

茯苓三两　芍药三两　白术二两　生姜三两，切　附子一枚，炮，去皮，破八片

上五味，以水八升，煮取三升，去滓，温服七合，日三服。若

咳者，加五味子半升，细辛一两，干姜一两；若小便利者，去茯苓；若下利者，去芍药，加干姜二两；若呕者，去附子，加生姜，足前为半斤。

【评析】 少阴虚寒标本皆急用真武汤。本为虚寒，标有水气。虚寒则腹痛、四肢沉重疼痛，自下利。有水气则小便不利、上干肺则咳、干胃则呕。此方治阳虚水肿为常剂，治虚寒肾咳亦为良剂。水气冲心之心悸用之亦佳。痰饮眩晕用之亦大效。

三一七、**少阴病，下利清谷，里寒外热，手足厥逆，脉微欲绝，身反不恶寒，其人面色赤，或腹痛，或干呕，或咽痛，或利止脉不出者，通脉四逆汤主之。**

甘草二两，炙　附子大者一枚，生用，去皮，破八片　干姜三两，强人可四两

上三味，以水三升，煮取一升二合，去滓，分温再服，其脉即出者愈。面色赤者，加葱九茎；腹中痛者，去葱，加芍药二两；呕者，加生姜二两；咽痛者，去芍药，加桔梗一两；利止脉不出者，去桔梗，加人参二两。病皆与方相应者，乃服之。

【评析】

病名：少阴虚寒证。

主方：通脉四逆汤

治疗症状：①下利清谷；②里寒外热，其人面色赤、身反不恶寒，手足厥逆；③腹痛；④脉微欲绝；⑤干呕；⑥咽痛；⑦利止脉不出。

余在序言中所举颈椎管内动、静脉血管瘤并畸形病人，急发时住院抢救，脉微细、气喘、神昏、四肢瘫软无力，此即少阴气阳大虚，脉络不通。余以川附子 50 克（先煎两小时）、干姜 30 克、炙甘草 15 克、葱白四茎连须（后下）。一帖煎取六碗水，一昼夜服完。一帖即脱险。此为少阴病范畴，故而用之大效。

三一八、**少阴病，四逆，其人或咳，或悸，或小便不利，或腹中痛，或泄利下重者，四逆散主之。**

甘草，炙　枳实，破，水渍，炙干　柴胡　芍药

上四味，各十分，捣筛，白饮和服方寸匕，日三服。咳者，加五味子、干姜各五分，并主下利；悸者，加桂枝五分；小便不利者，加茯苓五分；腹中痛者，加附子一枚，炮令坼；泄利下重者，先以水五升，煮薤白三升，煮取三升，去滓，以散三方寸匕内汤中，煮取一升半，分温再服。

【评析】 六经病都是变动的，最初是少阴虚寒证，由于治疗得当或阳气来复转出少阳，少阳气机不畅，四逆、或咳、或悸、或小便不利、或腹中痛、或泄利下重者，四逆散主之。此方为调理气机之佳剂。可治疗神经性尿频，对小便频繁查不出什么原因者有大效。气滞腹痛亦效。神经性泄泻用之佳。气机不畅导致阳气抑郁而四肢厥冷与少阴虚寒阳气不布之四逆有本质区别，仲景生怕误诊，一起放在太阴篇中讨论。本方为治标之剂，与四逆汤辈治本有本质区别。

调理气机是关键。学生某来信息报告："昨天看一个病人，十八岁少女，在十六岁时胃部大部切除，又做剖腹探查，把家庭拖垮、身体拖垮，我遵照仲景'下以救贫病之厄'的教训，赠四逆散一剂。""今天早晨那个病人及父母都来了，她说服后不断矢气，腹痛减轻，实在佩服仲景的方子，下一步打算试用建中法恢复体力，不知对否？请老师指点。"余复信息告诉他："四逆散调理气机有效，此仍当查舌切脉以观虚实寒热，如果舌绛而干则责之阳明气阴已伤，当用麦门冬汤；如舌淡苔白脉细涩，为太阴气血已虚，当用建中法；如脉沉迟肢冷、苔水滑，此为太阴虚寒，当用理中法。不效则按少阴法四逆汤辈。此证已属坏证，六经辨析就复杂多了。"

如果是少阴本气阳虚引起的咳、悸、小便不利、或腹中痛、或下重，本方则不宜，治当用四逆汤。关于此点，郑钦安先生亦认同，此公先得我心。

柴胡有北柴胡和竹叶柴胡两种，竹叶柴胡偏于清解，小柴胡汤、大柴胡汤当用此；而北柴胡偏于解郁利胆，故四逆散当用北柴胡。现在从学校出来的医生，重医轻药，常常不懂这些基本常识。

三一九、**少阴病，下利六七日，咳而呕渴，心烦不得眠者，猪苓汤主之**。

猪苓，去皮　茯苓　阿胶　泽泻　滑石，各一两

上五味，以水四升，先煮四物，取二升，去滓，内阿胶烊尽。温服七合，日三服。

【评析】 少阴病虚寒下利，六七天后，顺传应该到太阴经气旺盛之时，太阴旺气助少阴阳气使太阴本气得养，太阴虚寒自罢而太阴标邪化生水饮，上干肺则咳，干胃则呕，津液被水饮阻隔则渴，上扰心神则心烦不得眠。病从虚寒转为水饮，本转标，标急当猪苓汤从下焦将水饮排出体外。猪苓、泽泻、茯苓、滑石淡渗利水为主药，阿胶滋阴养心除烦为辅。利药与养药比例为4∶1。此方与五苓散相较，五苓散化气利水，水饮偏寒；此方养阴利水，水饮偏热。

三二〇、**少阴病，得之二三日，口燥咽干者，急下之，宜大承气汤**。

枳实五枚，炙　厚朴半斤，炙，去皮　大黄四两，酒洗　芒硝三合

上四味，以水一斗，先煮二味，取五升，去滓，内大黄，更煮取二升，去滓，内芒硝，更上微火令一两沸，分温再服。一服得利，止后服。

【评析】 少阴虚寒证，二三日后得阳明阳气之助，阳加于阴，阴寒去而阳气过旺，矫枉过正而出现阳明腑证，此由虚转实，由阴转阳，为顺为吉。当以大承气汤服之。仲景告诫"一服得利，止后服"。此非常有深意，少阴转来与太阳传来有区别，少阴转来有少阴自虚的底子（"口燥咽干"即是少阴本气阴伤之明证），太阳传来阳明本气为实。得利后，止后服，是为怕伤及少阴已虚之正气而设。余以为此方当加生地、阿胶更稳妥。

三二一、**少阴病，自利清水，色纯青，心下必痛，口干燥者，可下之，宜大承气汤**。

【评析】 少阴病虚寒本气自调矫枉过正，阳气亢盛转属阳明，里热内结，热结旁流，自利清水、粪色纯青，心口痛，口中干燥，宜大承气汤。

为什么少阴虚寒转眼间突然转为阳实？这是阴阳自身法则所决定的。《内经》云："寒极生热"，"热极生寒"，"阳极反阴"。太阴寒极反到阳明热结，就是这个规律在起作用。但必须说明，不是所有寒极或热极都要反到反面去。这要看寒极阴方和热极阳方还具备实力与否，就像弹簧质量好、弹性强，压缩过来后有足够力量弹回去。如果弹簧质量差，压缩过来后无力弹回或损坏。孤阳、孤阴就是这种情况。一般来讲，形质（阴方）损耗不大者，就如好质量的弹簧，质量好，容易弹回去。因此，阴伤过重其病较难治愈，疗程且长。《内经》云："圣人之治病也，必知天地阴阳。"故阴阳哲学思维是《伤寒论》的灵魂。没有这把金钥匙，《伤寒论》六经辨治就打不开。余早年走过一些弯路，认为西医的病和细菌、病毒等是铁板钉钉子，改变不了的。结果不按中医思维，往往失败。比如在序言中所提那例八岁脑炎女孩（1971年），按西医思维就是要对抗乙脑病毒药才能治好，但西医用了三天，毫无效果，昏迷、循衣摸床、说胡话，查舌焦黄干燥，脉实，腹胀数天未得大便，余诊断为阳明腑证，书方大承气汤一帖令灌服，三小时大便得通，下出十多枚栗状粪便，顿时病人清醒要吃稀饭，再查其舌，苔黄顿减，津液始回，速服三次。再服一帖三次，共两天出院。两帖药仅花三角二分钱。中医没有用抗生素，全依靠病人的证候认识和治疗疾病。又如一例老年女病人，六十一岁，贵州玉屏县人，因头剧痛狂躁急诊入湖南新晃县某医院抢救，查颅内有一点几厘米血管瘤破裂出血，神识迷糊、时而狂躁呕吐，经抢救一月无效，后经其亲戚介绍由其女代述诊治，余按六经辨析，当为少阴肾脑合病，痰、瘀、热阻脑窍，少阴气阴本气大虚，标急为主，以蒲灵丹合安宫牛黄丸、紫雪丹灌服，另以自制气阴补肾方与服，一周后病人苏醒。后以扶少阴本气为主兼化瘀结，前后调治两月，一切恢复正常，脑影像检查脑瘤完全消失，病已彻底治愈。无数次疗效上乘之病例使我完全聪明起来，毅然勇往直前用中医思维（六经思维）而屡屡得效。中医人就要用中医思维，不然不中不西，似驴非马，什么也学成半瓶子水，是不可能取得多少成功的。凭几十年经验，余可以负责任地告诉后学者：只要认真学好、用好《伤寒论》的理、法、方、药、护，真正掌握六经辨析，一般病得心应手；大证、急证、疑难病较得心应手；绝证、死证亦可以挽救一部分，《内经》称“上工十全其九”，这里做到十全其八九是没有问题的。阳关三叠曲，折柳赠医人，愿与众读者共勉。

三二二、**少阴病，六七日，腹胀，不大便者，急下之，宜大承气汤**。

【评析】 少阴病阴极反阳，少阴热化，病转阳明胃腑，腹胀满大便不下者，大承气汤。少阴热化三急下证，各有特点，注意鉴别。

学生问：“320 条、321 条、322 条均用大承气汤，只述证，但未言其脉，是否按 186 条理解为‘脉大’或者‘脉滑而数’？是否前头讲过后面就不必重复之意。”余谓少阴热化三急下，这里有少阴本气已虚，阳气来复，寒气化热，邪热再损阴津的本虚底子，故少阴三急下应当有脉大而尺涩，或浮滑见涩之脉候，与阳明燥热内结以实为主不同，显然少阴三急下要滋阴攻下。仲景用承气汤虽然没有交代，但一定要固护少阴气阴。

三二三、**少阴病，脉沉者，急温之，宜四逆汤**。

甘草二两，炙　干姜一两半　附子一枚，生用，去皮，破八片

上三味，以水三升，煮取一升二合，去滓，分温再服。强人可大附子一枚，干姜三两。

【评析】

病名：少阴病。

主症:脉沉(少阴变脉),单有脉沉不能鉴别为少阴病,应该具备脉沉弱细,还有"但欲寐"及手足不温及小便清长等证候。

病因:少阴虚寒。

治疗:四逆汤。

三二四、**少阴病,饮食入口则吐,心中温温欲吐,复不能吐,始得之,手足寒,脉弦迟者,此胸中实,不可下也,当吐之;若膈上有寒饮,干呕者,不可吐也,当温之,宜四逆汤。**

【评析】 少阴本气不虚,上焦胸中有痰饮,饮食入口则吐,手足寒,脉弦迟而实者,此为标邪独重,当行吐法以去上焦痰饮,饮去后以温药调之;如果膈上有寒是因少阴病虚寒引起,脉微细而不弦迟,就不得用吐法,当温太阴,四逆汤主之。

三二五、**少阴病,下利,脉微涩,呕而汗出,必数更衣,反少者,当温其上,灸之。**

【评析】 少阴虚寒证,泄泻脉微而涩,呕吐、汗出。泄泻次数多而量少,这是少阴虚寒下陷。当用温灸法灸足三里穴为妥。这是少阴用灸不用烧针发汗的方法。由于涩脉为精血亏少,故又当用黄芪建中汤温养以善后。

第八章

辨厥阴病脉证并治

三二六、厥阴之为病，消渴，气上撞心，心中疼热，饥而不欲食，食则吐蛔；下之利不止。

【评析】 六经辨证（也兼用三焦辨病并治、五行治法及疾病病脉证治，但都要归结到六经总纲上来）为仲景在《内经》六经理论的基础上重新提出的辨治学说；其意义比之《内经》六经更深远，内涵与《内经》有所不同；它既包含了脏腑，也包含了六经分证，将一切急性热病的证候纳入六经辨治范畴，同时也囊括了一切内伤杂病的病脉证治，执简驭繁，划时代地提出外感内伤并治的统一学说。这是仲景继《内经》之后的杰出贡献。此理论影响中医临床一千八百多年，至今仍未衰，到现在为止，还没有任何一种辨证学说超越过它。相反，仲景之学在临床中不断得到验证，在临床中救治亿万生灵，实为中医临床之渊薮、千古之圭臬、医中之圣典。以往不少学者仅仅把《伤寒论》局限在外感病内，这是小看了这部著作的价值。大量的临床病例证实，它是包括外感、内伤所有疾病的准绳和指南。六经辨证的理论基础是《内经》的阴阳学说。阴阳学说在六经病中体现得尽善尽美。三阳为阳，三阴为阴。一阴一阳，其乃为道。阴阳统领六经，阳在上在外，太阳是也；阳为热，阳热之极，阳明是也；少阳为阴阳之界，表里之枢，表为阳，里为阴，少阳在阴阳之间。此三阳皆气有余，阳有余，皆为实，皆为热，皆为亢，亢则害；阴为里、为寒，太阴、少阴为里为寒为虚为阳气不及，太阴为阳气初不及，少阴为阳气极不及，又称阴寒之极。阳极反阴，阴极反阳。阳长阴消，阴长阳消。阴阳胜复、相争、相生、相克、自调、在太过不及平气中运动变化，生生灭灭，如环无端，周而复始。厥阴病就是阴阳二气在相制调节中出现的相争情况。病势发展到阳转阴，阴转阳，阳化寒、阴化热的时候，必然也会出现阳胜于阴、阴胜于阳，厥热胜复的纷争混合交战境界。这样就会出现寒热错杂、虚实互见的局面。“消渴，气上撞心，心中疼热”为热证，为阳证；“饥而不欲食，食则吐蛔；下之利不止”，为寒证，为阴证。前者为上热，后者为下寒。这种上热、下寒、上阳、下阴的纷争局面，如果用下，寒气阴气不服，必然导致泄泻不止；用温则上热不服。在这种情况下，只有寒热杂投、虚实互用，各走其经，方为合拍。宜乌梅丸主之。热药附子、干姜、细辛、桂枝、花椒以治下寒；乌梅、黄连、黄柏性寒以治上热，人参、当归以安中补气血。临床当视寒热多少调整热药寒药的剂量比例。此方能治厥阴本病、上热下寒、寒热互结之太阴、阳明合病，以及寒热错杂之泄泻、痢疾、蛔虫腹痛、胁痛等病。

三二七、厥阴中风，脉微浮为欲愈，不浮为未愈。

【评析】 厥阴病脉多弦虚，如果出现浮脉，这是由阴转表、转阳之佳兆，提示病有转机向愈；如果不浮而仍弦虚，病仍在厥阴，仍须积极治疗。这种以脉测病势归转的本领非要多年临床经验不可，一般医生没有把握，最好四诊合参为妥。

三二八、厥阴病，欲解时，从丑至卯上。

【评析】 厥阴病的痊愈时间为早上1点到10点。

三二九、厥阴病，渴欲饮水者，少少与之，愈。

【评析】 厥阴病将痊愈的时候，口渴想喝水，这是阳气正在恢复、胃中津液方少的自救自调情况，只有少少与之，使水液自化为胃液而自愈。如果一次喝多了，水饮一时化解不过来，必然化作痰饮水湿停聚在体内而引起痰饮病候。这种饮水疗法与阳明自调饮水从本质上是一样的。

三三〇、诸四逆厥者，不可下之，虚家亦然。

【评析】 四肢冰冷称为四逆，可分为虚实两类。热深厥亦深，为热厥，可清可下；虚证称寒厥虚厥，可温可补。虚厥寒厥禁用下法。

三三一、伤寒，先厥，后发热而利者，必自止，见厥复利。

【评析】 厥逆的发生与阳气的盛衰有密切关系，当阳气旺盛的时候，阳气来复则发热，发热则阳气布达四肢，四肢暖而不厥。有太阴下利者，亦因阳气来复而下利停止。相反，阳气不足，阴气太盛的时候，阳气无力布达四肢，故四肢厥逆冰冷，阴盛则太阴下利又作。太阴厥逆的发生完全与阳气消长有密切关联。

三三二、伤寒始发热六日，厥反九日而利。凡厥利者，当不能食，今反能食者，恐为除中。食以索饼，不发热者，知胃气尚在，必愈，恐暴热来出而复去也。后三日脉之，其热续在者，期之旦日夜半愈。所以然者，本发热六日，厥反九日，复发热三日，并前六日，亦为九日，与厥相应，故期之旦日夜半愈。后三日脉之而脉数，其热不罢者，此为热气有余，必发痈脓也。

【评析】 阳气来复则温暖，阳气衰退、阴气来复则厥冷，温暖的时间长一分，阴气就当退一分，厥逆也要退一分。相反，阴气长一分，阳气要退一分，厥冷就要长一分。温暖时间长过厥冷时间，提示阳气来复，相反，厥冷时间长过温暖时间，阴气就来复。如果出现阳气阴气不分胜负的情况，由于阳为阴之主，故可测知第二天半夜阳气来复，病将痊愈。如果阳气和阴气消长交战不分上下，就要看胃气的存亡与否。胃气的存亡怎样知道呢？只能用食饼的方法来试验。如其人食饼后突然发热又突然消失，这是虚阳外越胃气将绝，这叫除中，根据“有胃气则生，无胃气则死”的经验，人体将死亡；相反，食饼后发热温暖渐渐起来，这是阳气尚有生机的表现，人体就有可能康复。如果阳气胜复过头，出现阳有余，有余为亢，亢则害；如果蕴于肌肉营卫之间，就会发生疮肿。

三三三、**伤寒脉迟，六七日，而反与黄芩汤彻其热，脉迟为寒，今与黄芩汤复除其热，腹中应冷，当不能食，今反能食，此名除中，必死。**

【评析】 伤寒病六七天，脉迟为太阴虚寒，医生不用温脾药而反用苦寒药撤其虚热，致腹中更冷，胃冷则不能食，如果反而能食，这是胃气将绝出现的短暂假兴旺之“残灯复明”现象，称为“除中”，即太阴阳气已绝除的亡阳证，民间称为“吃载路食”。

三三四、**伤寒，先厥后发热，下利必自止，而反汗出，咽中痛者，其喉为痹。发热无汗，而利必自止；若不止，必便脓血，便脓血者，其喉不痹。**

【评析】 阳气、阴气消长进退还有这样的情况：先厥冷后发热，为阴气退阳气长，又叫阴消阳长。阳气足则原来的太阴下利亦可调整痊愈。如果阳气过旺，胜复过头，过头则亢，亢则汗出，汗出伤及津液，津伤热郁上走则喉痛。如果汗不出，津液未伤，下利因阳未伤而自止。如果阳热下迫气分则会下利，热入下焦阴分则便脓血。热邪下移，上焦反而不见喉痛。

三三五、**伤寒，一二日至四五日，厥者必发热。前热者，后必厥；厥深者，热亦深；厥微者，热亦微。厥应下之，而反发汗者，必口伤烂赤。**

【评析】 此条进一步探讨热厥的病理，太阴厥逆为虚寒阳气不布。现在有伤寒病得了一二天至四五天，先出现热，而后四肢冰冷者，这是热厥，厥冷愈厉害，里热愈重，厥冷不厉害的里热也不很重，乃热遏伏，阴阳之气不相顺接所致。在阳明经者当清，用白虎汤等；在阳明胃腑者当下，用诸承气汤。如果使用汗法治疗热厥，热劫津伤其热更重，必然要口舌赤烂。258 条中谈及痢疾误治案，就是阳明大肠热痢致脉伏四肢冰冷之热厥，医误做少阴寒厥辨治，误投热药抱薪救火而亡，为医者戒。

三三六、伤寒病，厥五日，热亦五日。设六日当复厥，不厥者自愈。厥终不过五日，以热五日，故知自愈。

【评析】 伤寒病在发展变化过程中，出现厥热胜复，阳气、阴气此进彼退，此乃阴阳消长抗争的状态，如果力量相等，就有可能不发生厥冷，阳为阴之主，阳气自调自复，病就有可能痊愈。

三三七、凡厥者，阴阳气不相顺接，便为厥。厥者，手足逆冷者是也。

【评析】 热厥厥冷的发病机理是阴阳之气不相顺接。热在内，将阴气格拒于外则冷。

三三八、伤寒脉微而厥，至七八日肤冷，其人躁无暂安时者，此为脏厥，非蛔厥也。蛔厥者，其人当吐蛔。令病者静，而复时烦者，此为脏寒。蛔上入其膈，故烦，须臾复止，得食而呕，又烦者，蛔闻食臭出，其人常自吐蛔。蛔厥者，乌梅丸主之。又主久利。

乌梅三百枚　细辛六两　干姜十两　黄连十六两　当归四两　附子六两，炮，去皮　蜀椒四两，出汗　桂枝六两，去皮　人参六两　黄柏六两

上十味，异捣筛，合治之。以苦酒渍乌梅一宿，去核，蒸之五斗米下，饭熟捣成泥，合药令相得，内臼中，与蜜杵二千下，丸如梧桐子大。先食饮服十丸，日三服，稍加至二十丸。禁生冷、滑物、臭食等。

【评析】 有一种病为脏厥，这是纯阴无阳的孤阴绝证。其症状为肤冷，其人躁无暂安时，实际上是少阴寒极死证，四肢如冰块浸骨，孤阴无阳必主死。

有一脏厥病人临终前四肢冰冷浸骨，开水泡脚都不感到烫，次日即亡。

还有一种病叫“蛔厥”，其人当吐蛔，四肢当有厥冷现象，

还有胁痛、绕脐痛的证候，烦躁须臾复止，得食而呕。这种厥冷一般比较轻，且有胃腹部症状，与前述太阴厥逆、阳明热厥、脏厥皆不同。因同属一种症状，一并合起讨论。蛔厥主方为乌梅丸。该方主在安蛔止痛，治蛔虫在胆道者有特效。余治愈一例，一帖蛔虫自己退出。余先父治一例成年男性，恶寒疼痛在床上打滚，四肢冰冷，又不愿做手术，后以乌梅汤服两次痛止，服完后以杀蛔药驱出蛔虫而愈。本方重在安蛔，如要杀蛔驱蛔当在乌梅丸内加苦楝皮、使君子。驱蛔后发潮热者以小柴胡汤治之。

三三九、**伤寒热少微厥，指头寒，嘿嘿不欲饮食，烦躁，数日小便利，色白者，此热除也，欲得食，其病为愈；若厥而呕，胸胁烦满者，其后必便血。**

【评析】 少阳经气热亦可出现厥冷的情况，其冷的程度由热之轻重来决定，热少微厥，热多重厥。如果烦躁数日，小便通畅而色白，这是阴阳自调将热从小便排出，热去则厥回。如果厥冷而又增加呕吐胸胁烦满者，这是热邪加重引起的，若再发展下去，热邪深入下焦血分，通过便血而使热邪排出而愈。前者通过气分下调而愈，热从小便而去；后者通过血分下调而愈，热即从便血而去(其机理可参考 58 条)。余根初先生云："邪留气分，每易疏透，轻则自汗而解，重则解以战汗、狂汗。邪留血分，恒多胶滞，轻则发疹而解，重则解以发癍、发疮。"此处解以便血，其理与发癍、发疮同。

三四〇、**病者手足厥冷，言我不结胸，小腹满，按之痛者，此冷结在膀胱关元也。**

【评析】 有一种水寒凝结在下焦的病证，仲景称冷结在膀胱关元，亦见手足厥冷，胸口部没有认何不适，主要表现在小腹胀满、按之痛，这是少阴虚寒证，当用真武汤。本方对老年阴寒尿闭有大效。

三四一、伤寒发热四日，厥反三日，复热四日，厥少热多者，其病当愈；四日至七日，热不除者，必便脓血。

【评析】 发热超过厥冷的，阳气偏旺，其病当愈。如果热多久久不去，阳复太过，亢则害，必然入营血出现339条中的脓血证。

三四二、伤寒厥四日，热反三日，复厥五日，其病为进。寒多热少，阳气退，故为进也。

【评析】 厥的时间多，热的时间少，热少厥多为阴气盛、阳气衰，阳气不足不能制阴，病就会发展。这就是《内经》称的阳盛则阴衰，阴盛则阳衰。

三四三、伤寒六七日，脉微，手足厥冷，烦躁，灸厥阴，厥不还者，死。

【评析】 厥阴为阴阳交战境界，或阴或阳，或寒或热。当厥阴虚寒致厥，手足厥冷，脉微弱，烦躁，宜用灸法灸厥阴经上太冲、行间、章门等穴，灸之而不暖者，仲景称为不治。可效法“火神派”试用通脉四逆汤重用附子以救之。

三四四、伤寒发热，下利厥逆，躁不得卧者，死。

【评析】 伤寒病厥阴病过程中，病情发展到下利兼见发热、四肢冰冷、烦躁不得卧，虚阳外浮则发热，阳气不布则厥冷。心藏神，气与神互相资生，神是气的反映，气是神的本源，气神合一，得神则昌，失神则亡。神必须内守潜藏于心中，如果烦躁彻夜，神不归宅，这称失神，其病多危，所以仲景称不治。其实此为厥阴阳弱转入少阴心经，由浅转深，故不治。

三四五、伤寒发热，下利至甚，厥不止者，死。

【评析】 伤寒厥阴病，出现虚阳外浮发热，阳气大虚不能摄阴则下利不止、四肢冰冷，亦为死证。这是厥阴阳竭转入少阴的表现，阳旺则转入少阳，阳衰则转入少阴。

三四六、伤寒六七日不利，便发热而利，其人汗出不止者，死。有阴无阳故也。

【评析】 六经病起于太阳，终于厥阴。病势传变有顺传至厥阴，亦有厥阴转出至其他各经者，顺传、逆传、阳传、阴传，如环无端，周而复始。厥阴与少阳，少阳为表，厥阴为里，阳热轻则转入少阳，此时用和解表里之小柴胡汤得微汗可解；若阳热过重转入阳明，可用清下法汗出或狂汗而解；若阳偏虚转入太阴，可用理中辈温而起之；若阳大衰而转至少阴，加之汗出不止，大汗亡阳，其病势更重，何以知之？因从厥阴转来，前面已经阴阳交战阳气大伤，阴亦大耗，走出疲惫之阳衰之躯，再到少阴寒境，自然比不得初衰之阳也。所以厥阴死证不比少阴少。

三四七、伤寒五六日，不结胸，腹濡，脉虚复厥者，不可下，此亡血，下之死。

【评析】 伤寒病五六天按正常传变时间应当传到少阳半表半里，但此时并没有少阳结胸表现而是腹软、脉虚而四肢冰冷，这是血虚不能布达四肢引起的。此种血虚肢冷当温补气血，宜用新加汤。如果误做热厥用下，此犯“虚虚”之戒，必主危。

三四八、发热而厥，七日下利者，为难治。

【评析】 虚寒阳浮身面发热，但四肢冰冷，此为寒厥，到第七天应该在阳明经禀受阳气以助之，但到此时，寒重阳气救不了而反下利，此为难治之疾。虽云难治，不是不治。如能食者，胃气尚在，可治。

三四九、伤寒脉促，手足厥逆，可灸之。

【评析】 促脉多为实脉，如果脉促而厥逆，这是阳为阴阻，阳气不布引起之厥冷，因为实，故不用温而用灸法以行阳气，可选用灸太冲穴。

三五〇、伤寒，脉滑而厥者，里有热，白虎汤主之。

知母六两　石膏一斤，碎，绵裹　甘草二两，炙　粳米六合

上四味，以水一斗，煮米熟汤成，去滓，温服一升，日三服。

【评析】 阳明经热厥，脉滑数，里热甚厥冷亦盛，白虎汤主之。

三五一、手足厥寒，脉细欲绝者，当归四逆汤主之。

当归三两　桂枝三两，去皮　芍药三两　细辛三两　甘草二两，炙　通草二两　大枣二十五枚，擘，一法十二枚

上七味，以水八升，煮取三升，去滓，温服一升，日三服。

【评析】 血虚寒滞经脉，四肢冰冷，其人脉细欲绝，是因阴寒太盛使血脉凝滞，与少阴虚寒阳气不布不同。当用当归四逆汤。此方当与347条比较。前为血虚，此为血寒。此方通草应为木通。

学生问："柯韵伯对当归四逆汤之论，主张仿茯苓四逆汤，从文字和道理上看颇觉通顺，而章虚谷、陆渊雷却不赞成，老师不知您同意哪个，有临床经验否?"余解答："你对经方的理解还停留在对号入座阶段，对经方的适应证和鉴别知之甚少。茯苓四逆汤证是误治伤阳而致四逆，其病在少阴肾，病重，烦躁是阳虚不养神而起；当归四逆汤证病在厥阴，寒滞经脉而致四逆，其在标，病势轻浅。两方病理大异，不能同时比较。虽然文字上都叫四逆，但本质各别。"

三五二、若其人内有久寒者，宜当归四逆加吴茱萸生姜汤。

当归三两　芍药三两　甘草二两，炙　通草二两　桂枝三两，去皮　细辛三两　生姜半斤，切　吴茱萸二升　大枣二十五枚，擘

上九味，以水六升，清酒六升，和煮取五升，去滓，温分五服。

【评析】 病程长，血寒重者，可用重剂方当归四逆加吴茱萸生姜汤。此方治冻疮和西医雷诺病有效。

余一学生从西医角度理解此方:"西医的雷诺病,可用当归四逆汤,病人指端发白,是动脉血出不去,中医说阳气不充四末,主用桂枝、细辛,严重者加吴茱萸、生姜;指头青紫,是静脉血回不来,所谓祛瘀当如此理解,治此病就十拿九稳。"

本方治疗该病的机理应该是:

本病主症:四肢厥冷。

次症:脉细欲绝。

病位:厥阴肝脉。

病因:内有久寒。(厥阴肝脉血分有寒)

分析:当归、芍药入肝理血;细辛、生姜、吴茱萸散寒;大枣、甘草补中生血,使肝脉有助;桂枝入血行营,散血中之寒;木通通经脉。标本两治,此乃十拿九稳。

余考学生的一道题:刘渡舟先生治徐水县某女患雷诺病,十指青紫,冷痛如冰,前医用当归四逆汤等治之,效不显。切其脉极沉,而舌质亦淡,以白通汤二帖大效,然新增咽喉肿痛,遂刘公不敢再进该剂而退。你怎么收功?学生回答:愚以为当引 317 条,前症为"里寒外热,手足厥逆,脉微欲绝",此后或咽痛,亦阳虚外越之阴火,当用"咽痛者,去芍药,加桔梗一两"收功。余评曰:前白通汤方治阳虚寒凝肢厥已为中的之方,后见咽肿痛遂不敢施药,阳药不敢用,寒药不敢投,两难间遂放弃治疗。然阳虚阴火上冲,当破阴回阳,导龙入海,你诊断的病机是对的。然 317 条有明显下利清谷之里虚寒证,通脉四逆加桔梗治咽痛,桔梗升阳,不完全对证。当用白通加猪胆汁、人尿引火下行,亦反佐之法,若作实证误投苦寒必祸。后来该学生反省道:得到老师指点后复习李培生《伤寒论》注,果然有本法治少阴咽痛报告,因平时未用此方,识见不足,不能想到,通过反省,对《内经》"从取而得者"有了些认识了。

三五三、大汗出，热不去，内拘急，四肢疼，又下利厥逆而恶寒者，四逆汤主之。

甘草二两，炙　干姜一两半　附子一枚，生用，去皮，破八片

上三味，以水三升，煮取一升二合，去滓，分温再服。若强人可大附子一枚，干姜三两。

【评析】　汗大出，热不去为虚阳外浮，为假热。内拘急，四肢疼，又下利，厥逆而恶寒者，为阴盛、里真寒，用四逆汤治之，若作真热误投白虎者凶。

三五四、大汗，若大下利而厥冷者，四逆汤主之。

【评析】　大汗亡阳，大下亦可亡阳，亡阳而厥冷者，当以四逆汤救之。此条为少阴寒厥。

三五五、病人手足厥冷，脉乍紧者，邪结在胸中，心下满而烦，饥不能食者，病在胸中，当须吐之，宜瓜蒂散。

瓜蒂　赤小豆

上二味，各等分，异捣筛，合内臼中，更治之，别以香豉一合，用热汤七合，煮作稀糜，去滓，取汁和散一钱匕，温顿服之。不吐者，少少加，得快吐乃止。诸亡血、虚家，不可与瓜蒂散。

【评析】　痰厥证，其痰在上焦胸中，脉一会儿快，手足厥冷，饥不欲食，“其高者，因而越之”，正不虚而实，在太阳之里，当用瓜蒂散吐之。(当与166条参考之)

三五六、伤寒，厥而心下悸，宜先治水，当服茯苓甘草汤，却治其厥；不尔，水渍入胃，必作利也。

茯苓二两　甘草一两，炙　生姜三两，切　桂枝二两，去皮

上四味，以水四升，煮取二升，去滓，分温三服。

【评析】　水厥之证，乃为水饮停于心下阻隔阳气不布而厥冷，同时饮干心则心悸，当用茯苓甘草汤主之。生姜、桂枝温散水气使从汗出，茯苓淡渗利水使从膀胱出，炙甘草补中和胃气。水饮除，厥可去。如果不治，水饮下移必然出现痰饮下利，又当

用五苓散治之。

三五七、伤寒六七日，大下后，寸脉沉而迟，手足厥逆，下部脉不至，喉咽不利，唾脓血，泄利不止者，为难治，麻黄升麻汤主之。

麻黄二两半，去节　升麻一两一分　当归一两一分　知母十八铢　黄芩十八铢　萎蕤十八铢，一作菖蒲　芍药六铢　天门冬六铢，去心　桂枝六铢，去皮　茯苓六铢　甘草六铢，炙　石膏六铢，碎，绵裹　白术六铢　干姜六铢

上十四味，以水一斗，先煮麻黄一两沸，去上沫，内诸药，煮取三升，去滓，分温三服。相去如炊三斗米顷，令尽，汗出愈。

【评析】 咽喉不利，唾脓血为上热，泄利不止为下寒，寸脉沉迟、下部脉不至为虚，阴阳两虚则手足厥逆。这是厥阴病阴气、阳气相争出现的寒热互见、虚实错杂的局面。当用麻黄升麻汤治之。此方与乌梅丸比较，乌梅丸寒热并用，补气补阳为辅；此方寒热互用，汗清合投，养阴补血为辅。本质上都在厥阴阴阳二气。余用此方治疗一例寒热互见之厥阴病，因出现尿特多一日夜二十余次，病人不敢再服而停药。分析恐为麻黄独重引起利尿作用大之故。本方补药当归、白芍、天冬、玉竹、白术、甘草、茯苓；汗药麻黄（独重在散寒，寒去则厥止）、桂枝、升麻；清药石膏、知母、黄芩；温药干姜。功效为扶正发汗清热。

三五八、伤寒四五日，腹中痛，若转气下趣少腹者，此欲自利也。

【评析】 伤寒四五日，病当传入太阴，此时腹中痛，少腹排气，必然要拉肚子，这是太阴虚寒证，当行理中法。与《金匮》气利有别。

三五九、伤寒本自寒下，医复吐下之，寒格，更逆吐下，若食入口即吐，干姜黄芩黄连人参汤主之。

干姜　黄芩　黄连　人参各三两

上四味，以水六升，煮取二升，去滓，分温再服。

【评析】 伤寒表证用攻下，继后又用吐法治之。此为一逆再逆。太阴阳气被伤，热与寒互结于胃，呕吐，食入更甚，用干姜祛寒，黄连、黄芩清其热，人参以保太阴阳气。寒热互结泄泻用之佳。

三六〇、下利，有微热而渴，脉弱者，今自愈。

【评析】 有下利的病人，如果突然轻微发热为阳气来复，又见口渴，这是阴气自调，阴阳二气相谐，其脉不急不躁，弱脉当平和解，故必自调而愈。常常见到一些轻度泄泻病人，没有吃药，拖一下就好了，这就是阴阳自和的缘故。

三六一、下利，脉数，有微热汗出，今自愈；设复紧，为未解。

【评析】 下利，如果脉数轻度发热汗出者，这是少阴下利阳气来复的征兆，必然"不治自已"。如果阳气衰弱，出现寒盛的紧脉（紧而无力），下利就不会自愈。360 条"发热"阳气在起动，"口渴"阴气在自救。此条阳气独自作战，力量不够时就自调不过来。

三六二、下利，手足厥冷，无脉者，灸之，不温，若脉不还，反微喘者，死；少阴负趺阳者，为顺也。

【评析】 下利手足厥冷，无脉，这是阴盛至极，阳气大衰，无力鼓动脉搏，宜用灸法，如前面讲的一样。如果灸之无效，脉不出，反而有喘促，这是阳气将从上脱。如果少阴太溪胃脉弱于趺阳冲阳肾脉，这是胃气衰而肾脉有根。肾强可纳气归根，则病为顺为吉。脾胃为后天，肾为先天，当后天不足时应看先天，先天有根，最终先天扶后天，其病则有救；相反，先天不足，应当看后天胃气，胃气不败，先天亦得救，病亦不凶。先后天互补互助，生命不息。如胃气、肾根双败，必死无疑！故趺阳太冲在病危中必查其肾根以定疾病预后。仲景批评"按寸不及尺，握手不及足；人迎趺阳，三部不参……所谓窥管而已"，后来学子，当谨记在心。

三六三、下利，寸脉反浮数，尺中自涩者，必清脓血。

【评析】 厥阴转入少阴虚寒下利，脉当沉迟细微，如果下利见到浮数脉，这是阳气应急而自行调节，有可能自愈。如果尺脉出现涩脉，这是阳气胜复过旺，必然内伤脉络而下利脓血。

三六四、下利清谷，不可攻表，汗出必胀满。

【评析】 太阴、少阴、厥阴三阴下利，完谷不化，这是阴寒证，禁用汗法，汗之阳更伤，致阴寒充满胃中而发生虚寒胀满。轻者用理中汤，重者用四逆汤。

三六五、下利，脉沉弦者，下重也；脉大者，为未止；脉微弱数者，为欲自止，虽发热，不死。

【评析】 下利测脉断病况：

沉弦：下重。

脉大：下利不停。

脉微弱：欲自止，不死。

以脉测证要有过硬本领，没有进入仲景的境界时，最好四诊合参。

三六六、下利，脉沉而迟，其人面少赤，身有微热，下利清谷者，必郁冒汗出而解，病人必微厥。所以然者，其面戴阳，下虚故也。

【评析】 下利其人面赤身微热，此为虚阳上浮的戴阳证。戴阳证在很多疾病发展到少阴证阶段时出现。余见过十多例。其中有一尿毒症女病人，病危时，下肢冷过膝，面部发热，面赤如妆。余以大剂四逆加人参汤病退。中风脱证见戴阳证，余见过多例，死亡率很高。

三六七、下利，脉数而渴者，今自愈。设不差，必清脓血，以有热故也。

【评析】 太阴、少阴下利，本来脉不数，口不渴，现在突然脉数，这是阳气来自调以散寒气，口渴为阴气自救，故病当愈；如果不走此路，阳气胜复过旺及血，必致下脓血而愈。

三六八、下利后脉绝，手足厥冷，晬时脉还，手足温者生，脉不还者死。

【评析】 虚寒下利，脉摸不到，手足冰冷，突然脉又出现，手足温，这是阳气来复，阴气自退的佳兆。脉不出、四肢冷者，主凶。

三六九、伤寒下利，日十余行，脉反实者，死。

【评析】 虚寒下利很严重，一日数十次，脉当现虚脉，这才是脉证相印；如果反而出现实脉，这是假象脉，为脉证不顺，其脉为阳将绝出现“残灯复明”式的假脉，主死。有时碰到八十多岁老人本应出现衰弱脉候，但反而出现洪大搏指脉，这亦非吉兆。

三七〇、下利清谷，里寒外热，汗出而厥者，通脉四逆汤主之。

甘草二两，炙　附子大者一枚，生用，去皮，破八片　干姜三两，强人可四两

上三味，以水三升，煮取一升二合，去滓，分温再服。其脉即出者愈。

【评析】 寒泻下利清谷，无热以温化水谷，里真寒外假热，通脉四逆汤主之。

三七一、热利下重者，白头翁汤主之。

白头翁二两　黄柏三两　黄连三两　秦皮三两

上四味，以水七升，煮取二升，去滓，温服一升。不愈，更服一升。

【评析】 阳明大肠热痢，下利赤白，里急后重，白头翁汤主之。此方对热在气分者甚效，入血者当加当归、白芍。如果是直肠癌亦见下利滞重，此方药力不够，治标当用白头翁汤合犀

黄丸。

根据余的经验，既然白头翁为主药，故当为四两为妥。遵义民间单独用白头翁 50～100 克加红糖水煎治热痢特效，提出以供参考。

痢疾在六经辨治中，关键在辨虚实，在阳明者为实，在厥阴者为虚实兼夹，在太阴、少阴者为虚。不能将实证误做虚证治（有 258 条中所举病案为戒），亦不可将虚证误做实证，否则必生祸端。余师何国良先生曾和我谈及全国著名的成都中医学院（现称成都中医药大学）老中医吴棹仙先生治疗一例痢疾虚寒败案。何国良早年在重庆怀安堂生药铺当学徒，老板叫况怀安，是生药师傅，堂内有一师兄患痢证十数日不解，请了几位先生看了丝毫未效，痢证从原来赤白发展成下黯红血水，一日十多次，形体消瘦，神乏无力，茶饭不食，整天躺在床上呻吟不已，唯卧以待毙而已。况怀安素与吴棹仙有私交，即派人请吴棹仙诊视。吴棹仙到后查问病情，翻阅用过处方，皆白头翁汤之类苦寒药品，于是吴棹仙书方人参、黄芪、当归、白芍、附子、炮姜、炙甘草一帖，令急急煎服。吴棹仙走后，况怀安看方中有附子、干姜，自言自语说："痢疾为热证，岂能用热药？"时值何国良在场，何国良劝况怀安："老师你请那些医生都治不好，请吴老师来开了方你又不用，病人成这个样子了，死马当做活马医嘛。万一吃了有不好反应，不再吃就是了。"况怀安见何国良说得有道理，遂将方子抓来煎好服下，服第一次后，病人感到肚中舒适些了，又服第二次，居然下红血水也少了，见有大效，那个师兄当晚又喝了两次，次日起床就饿了想吃东西，徒弟们给他煮了一碗稀粥也吃了，连续服两帖而病愈。过了十多天，吴棹仙见到况怀安询问病情："你那个徒弟的方子你怀疑不敢去抓，无奈才去抓来吃的吧？"况怀安说："你怎么知道？"吴棹仙回答道："你怕附子误事。已经拉成败证了，不这么用又用什么呢？"何国良在场赶忙问处方的含义。吴棹仙解释说："我用人参、黄芪、炙甘草去救他的气，用当归、白芍去补他的血，用炮姜止他的血，用附子去保他的肾。"说得何等简洁。此痢证，就是一个太阴、少阴虚寒痢。痢入少阴多死证，此例如果再乱治唐突，必死无疑。

痢证属虚者，亦可见高热不退之候。余曾治一小孩下痢赤白、里急后重，高热不退，体温 40℃以上，时抽搐，经西药抗菌消炎输液治疗无效，后改为中药处治，先投芍药汤不效，遂改为补中益气汤加乌梅两帖而愈。（此为太阴气虚，虚阳外越）

三七二、下利腹胀满，身体疼痛者，先温其里，乃攻其表。温里宜四逆汤，攻表宜桂枝汤。

桂枝汤方

桂枝三两，去皮　芍药三两　甘草二两，炙　生姜三两，切　大枣十二枚，擘

上五味，以水七升，煮取三升，去滓，温服一升，须臾啜热稀粥一升，以助药力。

【评析】　太阳少阴合病，有表证身痛，又有下利腹胀满，里证急先治里，后治表。治里用四逆汤，解表用桂枝汤。

三七三、下利，欲饮水者，以有热故也，白头翁汤主之。

【评析】　热痢口渴者，是热在阳明大肠气分，仍当用白头翁汤，热去则渴止；如果在血分则不口渴，宜加当归、赤白芍；如果为久痢，厥阴虚实寒热混杂，又当用乌梅丸。

三七四、下利谵语者，有燥屎也，宜小承气汤。

大黄四两，酒洗　枳实三枚，炙　厚朴二两，去皮，炙

上三味，以水四升，煮取一升二合，去滓，分温二服。初一服谵语止，若更衣者，停后服，不尔，尽服之。

【评析】

主症：下利（热结旁流以缓其势）。

次症：谵语（阳明燥热上扰神明不安）。

病因：有燥屎（阳明胃腑热结证）。

治法：小承气汤（《内经》称“有从取而得者”）。

三七五、下利后更烦,按之心下濡者,为虚烦也,宜栀子豉汤。

肥栀子十四个,擘　香豉四合,绵裹

上二味,以水四升,先煮栀子,取二升半,内豉,更煮取一升半,去滓,分再服。一服得吐,止后服。

【评析】 下利热扰胸膈。下利停止后,余热在上焦,烦热不止者,栀子豉汤主之,一清一散而愈。

三七六、呕家,有痈脓者,不可治呕,脓尽自愈。

【评析】 痈脓呕吐:上焦有痈脓已成者,呕吐痈脓是阳气自我调节,自己排出体外,如果用止呕药治之,这是逆其治,违背阻止阴阳自行调节,只能因势利导,顺其自然,脓尽吐自除。肺痈、胃痈、肝痈、喉部痈肿,吐脓是自排自调,切莫止之,脓尽自会停止。脓液不独从口中排出,从临床中发现可从鼻道、前后二阴排出,其义与吐脓勿止同,亦不可用止塞法,让其脓流尽则止。

三七七、呕而脉弱,小便复利,身有微热,见厥者难治,四逆汤主之。

【评析】 虚寒呕吐。治虚寒本病,呕自止。四逆汤主之。

三七八、干呕,吐涎沫,头痛者,吴茱萸汤主之。

吴茱萸一升,汤洗七遍　人参三两　大枣十二枚,擘　生姜六两,切

上四味,以水七升,煮取二升,去滓,温服七合,日三服。

【评析】 胃寒呕吐。干呕,吐清水,头冷痛,吴茱萸汤主之。标邪重,治标为主,故主药为吴茱萸。

三七九、呕而发热者,小柴胡汤主之。

柴胡八两　黄芩三两　人参三两　甘草三两,炙　生姜三两,切　半夏半升,洗　大枣十二枚,擘

上七味,以水一斗二升,煮取六升,去滓,更煎取三升,温服

一升，日三服。

【评析】 少阳证呕吐。治疗主证其呕当止。发热呕吐不属少阳证者，不用此法。太阳风热兼太阴脾湿发热呕吐，用辛凉清解与化湿法可愈。

三八〇、伤寒，大吐，大下之，极虚，复极汗者，其人外气怫郁，复与之水，以发其汗，因得哕。所以然者，胃中寒冷故也。

【评析】 胃中虚冷哕。大吐大下阳气大虚，再用汗剂，胃中寒冷，又喝水助汗，阳气衰少（极虚），水邪、寒饮阴气阻隔致胃气上逆而作呃逆。本为阳大虚，标为阴寒。胡希恕称此条病机为“胃气大败，寒饮盘踞”，治当以理中合吴茱萸汤温中化饮顺气，其哕必除。

三八一、伤寒，哕而腹满，视其前后，知何部不利，利之即愈。

【评析】 实证哕。呃逆因阳明燥热内结，大便不通，胃气不下行反逆于上引起的，用下药必愈；有因小便不利，饮邪干胃引起的，用五苓散当愈。

还有大病危重期，太阴、少阴气绝，阴气上冲引起的死证哕，必死无疑。大凡实证哕易治愈，虚证哕预后多不良。古人有云“起自胃火为易治，阴火上冲最难平”。如20世纪60年代务川县医院有一医技很好的西医老大夫，患肝癌晚期，临终前几天呃逆不断，一周后即去世，就是死证哕。

第九章

辨霍乱病脉证并治

三八二、问曰:病有霍乱者何? 答曰:呕吐而利,此名霍乱。

【评析】 《伤寒论》1～381 条是太阳病到厥阴病的六经辨治,以后 382～398 条实际上是内伤杂病的病脉证治。

上吐下泻同时出现,且急危者叫霍乱,不包括太阴、阳明吐泻一般证候。此处仲景讨论的是寒霍乱和湿霍乱。现代烈性传染病的太阴、少阴虚寒亡阳型可按此处治。热霍乱后世医家有补充。

三八三、问曰:病发热,头痛,身疼,恶寒,吐利者,此属何病? 答曰:此名霍乱。霍乱自吐下,又利止,复更发热也。

【评析】 实霍乱兼表。有上吐下泻里证,又有身疼恶寒发热的表证,这是湿霍乱兼表,太阴本气不虚,寒湿困脾,风寒在表。仲景未列治法,余以为当用藿香正气散治之。

三八四、伤寒,其脉微涩者,本是霍乱,今是伤寒,却四五日,至阴经上,转入阴必利,本呕,下利者,不可治也。欲似大便,而反矢气,仍不利者,此属阳明也,便必鞕,十三日愈,所以然者,经尽故也。下利后,当便鞕,鞕则能食者愈。今反不能食,到后经中,颇能食,复过一经能食,过之一日当愈;不愈者,不属阳明也。

【评析】 霍乱病人,体质为阳实者,入阳明而成热实上吐下泻之证,仲景未列阳明霍乱的脉证治方,这是热霍乱(大便清水如淘米水样)。余以为治当用葛根芩连汤合小半夏汤(后世用蚕矢汤)。20 世纪 80 年代道真县发现两例疑似病例,用民间方治愈。如果不治,很快出现 385 条中亡阳亡阴的严重危候。由于严重的上吐下泻,伤及太阴阳气和津液,有的病人脉会出现微涩

(是阴伤),脉微(是阳虚)。阳气虚则邪气易犯,伤寒乘虚来袭。如果过了几天病邪由实转虚出现阳明转太阴虚寒,再感伤寒外邪,这就是虚霍乱兼表,病情就要比实霍乱兼表危重得多。如果病人此时正气来复,想解大便而又解不出,这是阴阳自调,有从少阴再转出阳明的可能,这时便稀会转入便干,估计第二轮传经到阳明的时候,阳气旺盛而得自愈。大便干能食东西者,这是胃气来复,会很快好。如果大便好,又一时不想吃东西,这是胃气一时未复,还要等到胃气的到来,只有胃气来了,吃东西正常了,病情才会好起来。虚霍乱兼表,其预后取决于胃中阳气的盛衰。

热霍乱不治转入虚霍乱有亡阳、亡阴危候和阴阳自和自调自愈两种归转。据务川医史考查,20 世纪 30 年代流行霍乱,由于医疗条件差,热霍乱死于亡阳、亡阴者多,"伤横夭之莫救",一个仅一两万人口的小县城最多一天死亡三十几人。但亦有平素胃气强,发病后很快阴阳自调不药而愈者。

三八五、恶寒,脉微而复利,利止,亡血也,四逆加人参汤主之。

甘草二两,炙　附子一枚,生,去皮,破八片　干姜一两半　人参一两

上四味,以水三升,煮取一升二合,去滓,分温再服。

【评析】 上吐下泻导致阳气阴津暴脱,出现恶寒脉微,当用四逆加人参汤救之。四逆救阳,人参救阴。真霍乱阳脱阴脱危证可用此方救之。

三八六、霍乱,头痛,发热,身疼痛,热多欲饮水者,五苓散主之;寒多不用水者,理中丸主之。

五苓散方

猪苓,去皮　白术　茯苓各十八铢　桂枝半两,去皮　泽泻一两六铢

上五味,为散,更治之,白饮和服方寸匕,日三服。多饮暖水,汗出愈。

理中丸方

人参　干姜　甘草，炙　白术各三两

上四味，捣筛，蜜和为丸，如鸡子黄许大，以沸汤数合和一丸，研碎，温服之，日三四夜二服。腹中未热，益至三四丸，然不及汤。汤法：以四物依两数切，用水八升，煮取三升，去滓，温服一升，日三服。若脐上筑者，肾气动也，去术，加桂四两；吐多者，去术，加生姜三两；下多者，还用术；悸者，加茯苓二两；渴欲得水者，加术，足前成四两半；腹中痛者，加人参，足前成四两半；寒者，加干姜，足前成四两半；腹满者，去术，加附子一枚。服汤后，如食顷，饮热粥一升许，微自温，勿发揭衣被。

【评析】 上吐下泻头痛发热，身疼痛，这是表寒与水饮为病，此为实。当化气利水，五苓散主之。里寒盛而不想喝水者，用理中丸主之。后世的干霍乱不在此条中讨论。

学生某来信息说："务川有一小孩腹泻呕吐并休克，面色发灰，五日夜无尿，在某大医院治疗无效来我处，我试用五苓散仍不行，单输晶体溶液不能纠正休克，输血浆后五苓散迅速发挥利尿作用。"余忠告他：泄泻伤阴休克已转为少阴下利，已经亡阴失水，禁用分利再劫真阴，用五苓散是错治。"阴虚则小便难"，治疗少阴气阴虚下利当用炙甘草汤化裁方三甲复脉汤加人参固本为急。如果是转为少阴阳虚下利又当用茯苓四逆汤。救阴救阳全凭脉证，绝对不能对号入座。过了一段时间该学生又来信说："熊曼琪《伤寒论》后有若干原文，其类证辨析很有看头，今天读四逆加参与茯苓四逆的辨析，才知您批评我用五苓散治幼儿脱水休克之误，可能不输血也能抢救。五苓散治疗腹泻是许多参考书推荐的，我是为了验证，没有想到应先救逆回阳益阴，犯了教条主义、对号入座的错误。大师指点，使我茅塞顿开。"

《金匮》中的人参汤与本方药完全相同，剂量也一致，唯一不同的是理中甘草用炙，人参汤甘草生用，炙甘草增其温中，与太阴脾虚正合，复脉汤甘草亦为炙，为何胸痹反而用生？此为何因，待考。

三八七、吐利止而身痛不休者，当消息和解其外，宜桂枝汤小和之。

桂枝三两，去皮　芍药三两　生姜三两，切　甘草二两，炙　大枣十二枚，擘

上五味，以水七升，煮取三升，去滓，温服一升。

【评析】 霍乱恢复期，如果见到身痛不止者，当调和营卫气血，营气虚寒的，桂枝汤主之。营血虚而兼余热未尽者，用芍药甘草汤加桑枝、木瓜。

三八八、吐利汗出，发热恶寒，四肢拘急，手足厥冷者，四逆汤主之。

甘草二两，炙　干姜一两半　附子一枚，生，去皮，破八片

上三味，以水三升，煮取一升，去滓，分温再服。强人可大附子一枚、干姜三两。

【评析】 上吐下泻引起亡阳，恶寒虚热在外，阳不养筋，四肢抽筋，手足厥冷，当用四逆汤救阳。

上吐下泻后抽筋有属厥阴阴伤者，当用芍药甘草汤加木瓜。

三八九、既吐且利，小便复利而大汗出，下利清谷，内寒外热，脉微欲绝者，四逆汤主之。

【评析】 虚霍乱出现外有假热，内有真寒，大汗出，脉微欲绝的格阳证，仍当用四逆汤救之。

三九〇、吐已下断，汗出而厥，四肢拘急不解，脉微欲绝者，通脉四逆加猪胆汤主之。

甘草二两，炙　干姜三两，强人可四两　附子大者一枚，生，去皮，破八片　猪胆汁半合

上四味，以水三升，煮取一升二合，去滓，内猪胆汁，分温再服，其脉即来，无猪胆，以羊胆代之。

【评析】 霍乱上吐下泻已经停止，亡阳者当用通脉四逆加

猪胆汤。亡阴者茯苓四逆汤主之。亡阳兼亡阴，六味回阳饮主之。

三九一、吐利，发汗，脉平，小烦者，以新虚不胜谷气故也。

【评析】 霍乱恢复期，脉象恢复平和，有点轻微发烦的，乃余邪将尽，这时只要注意饮食清淡调理以保胃气，病体自当康复。

第十章

辨阴阳易差后劳复病脉证并治

三九二、伤寒阴阳易之为病，其人身体重，少气，少腹里急，或引阴中拘挛，热上冲胸，头重不欲举，眼中生花，膝胫拘急者，烧裈散主之。

妇人中裈近隐处，取烧作灰。

上一味，水服方寸匕，日三服，小便即利，阴头微肿，此为愈矣。妇人病取男子裈烧服。

【评析】 外感热病、传染病病后，由于调理善后及护理将息不当，致成各种病复，应按具体情况分别处理。

伤寒病恢复期不慎房室引起疾病复发，是患病方得，不是另一方得。患病方由于疾病消耗了阳气阴精，体质虚弱，再行房事，又耗阴耗阳，其病复发。其症为身体重、少气、少腹里急、或引阴中拘挛、热上冲胸、头重不愿抬起、眼中生花、膝和两腿抽筋，这是房劳后伤阴伤阳所致。轻者用烧裈散治之，重者用四逆加人参汤送服烧裈散，现代无法取制此散，当以胎盘粉代之。申红（又名猴经）最佳，有此药可加入（男病用猴经或胎盘，女病仅用胎盘）。余幼年时见过一例男性病人，素有劳病突患伤寒，病初愈，女方强与其欢，病方后得阴阳易而亡。

曾亲见一例阴阳易病例。余在县中医院时，住处邻边有一穷青年娶一乡下媳妇，生孩子天冷无火取暖，突发感冒，无钱医治，拖了二十余日始愈，初愈强与女同居，女得阴阳易病，昏睡不食而亡。

王好古《阴证略例》中有治疗阴阳易的经验："若脉在厥阴，当归四逆汤送下烧裈散；若脉在少阴，通脉四逆汤送下烧裈散；若脉在太阴，四顺理中丸送下烧裈散。"提出以供参考。

余见某报报道，一老者病愈去某歌舞厅冶游，当即死在床上。此为色脱（少阴阳脱），与此病有区别。

三九三、大病差后劳复者，枳实栀子豉汤主之。

枳实三枚，炙　栀子十四个，擘　豉一升，绵裹

上三味，以清浆水七升，空煮取四升，内枳实、栀子，煮取二升，下豉，更煮五六沸，去滓，温分再服。覆令微似汗。若有宿食者，内大黄如博棋子大五六枚，服之愈。

【评析】 大病后余热未消尽，将息差，余热在中焦者，用枳实栀子豉汤。如果有宿食，可加小量大黄泻其余热。

三九四、伤寒差以后，更发热，小柴胡汤主之。脉浮者，以汗解之；脉沉实者，以下解之。

柴胡八两　人参二两　黄芩二两　甘草二两，炙　生姜二两　半夏半升，洗　大枣十二枚，擘

上七味，以水一斗二升，煮取六升，去滓，再煎取三升，温服一升，日三服。

【评析】 热病后将息差，余热入少阳者用小柴胡汤。在表者桂枝汤。里实者用调胃承气汤加玄参、麦冬、生地。

三九五、大病差后，从腰以下有水气者，牡蛎泽泻散主之。

牡蛎，熬　泽泻　蜀漆，暖水洗去腥　葶苈子，熬　商陆根，熬　海藻，洗去咸　栝楼根各等分

上七味，异捣，下筛为散，更于臼中治之，白饮和服方寸匕，日三服。小便利，止后服。

【评析】 大病后腰以下有水气，正气尚好，水饮侵及下焦，以牡蛎泽泻散攻下水气，所谓“取标而得者”。如果阳虚下焦有水气，当用真武汤。

余治一例下肢浮肿有水气的老年妇女，初患太阴感冒，感冒以理中汤加表药治愈，下肢肿、按之凹陷不起，夜尿多，此为太阴、少阴两病气阳虚而不能化水气，不能用牡蛎泽泻散，以理中

加黄芪、赤小豆、苡仁治之而愈。

如果少阴本气不虚，仅为水气标邪阻于下焦，此当用牡蛎泽泻散。

三九六、大病差后，喜唾，久不了了，胸上有寒，当以丸药温之，宜理中丸。

人参 白术 甘草，炙 干姜各三两

上四味，捣筛，蜜和为丸，如鸡子黄许大，以沸汤数合，和一丸，研碎，温服之，日三服。

【评析】 大病愈后，经常喜唾者，为胸上有寒。太阴阳虚而不摄津，治当用理中丸。此方治小儿多唾证大效，如兼有阳明热蒸，加梨汁炒黄连。

三九七、伤寒解后，虚羸少气，气逆欲吐，竹叶石膏汤主之。

竹叶二把 石膏一斤 半夏半升，洗 麦门冬一升，去心 人参二两 甘草二两，炙 粳米半升

上七味，以水一斗，煮取六升，去滓，内粳米，煮米熟，汤成，去米。温服一升，日三服。

【评析】 大病后气阴两伤虚弱气少，气逆想吐，竹叶石膏汤主之。调阳用理中汤，调气阴兼有余热用竹叶石膏汤，无热用麦门冬汤。

此方加滑石治疗阳明暑泻甚效，症状为：高热、汗出、口渴、上吐下泻清水，小便少而赤。

余曾治夏月感受暑湿，发热汗出、舌偏绛、苔黄见腻，口渴、小便短赤，恶心呕吐，脉数实病人。余诊断为阳明暑湿，法当清暑和胃祛湿；一医认为太阴湿重，主用藿香正气散。两医判断不统一，余说先服另一医方，如无效再服余之处方。病人用另一医方后呕吐发热更甚，遂改本方一帖而愈。

三九八、病人脉已解，而日暮微烦，以病新差，人强与谷，脾胃气尚弱，不能消谷，故令微烦，损谷则愈。

【评析】 大病后保胃气至关重要。如果饮食不慎造成食

复,《内经》指出“多食则遗”,又云“病热少愈,食肉则复”,此时不必服药,采用饥饿疗法最有效果,让肚子空一下减轻负担,让胃气来复,其病自当恢复。余在临床上常常碰到有患肠伤寒高热病退后不慎过早食肉(特别是鸡肉)而立即复发的病人,病复后又得重新治疗。

饮食调理,庞安常说得在理:“凡病瘥后,先进清粥汤,次进浓粥汤,次进糜粥,亦须少与之,切勿任意过食之。至于酒肉,尤当禁忌。若有不谨,便复发热,名曰食复。”

病后将养不慎,正气已虚,余邪未尽,可因再感六淫或劳复、食复等出现浮肿、虚羸少气、纳差、咳嗽、自汗盗汗、喜唾、皮肤甲错、发疮、不寐、昏沉、怔忡、妄言、语謇、发颐、额热、耳聋、疼痛、痿软等(《重订通俗伤寒论》),治疗原则是“观其脉证,知犯何逆,随证治之”。

附：《伤寒论》中八法的运用

(一) 汗法

针对六淫之邪在太阳经或卫分之邪。

1. 发汗的几种方法　①内服药；②温覆盖被发汗；③啜稀粥取汗；④火熏取汗；⑤烧针取汗；⑥鼻中纳药取嚏出汗；⑦吐法取汗；⑧饮热水发汗(380 条)；⑨热气蒸汗。

2. 适应证　根据《内经》“其在皮者，汗而发之”、“其轻而扬之”阳经)，以及“当须解外则愈”立法。

适用于：①伤寒表实；②中风表虚；③里阳虚兼表；④温病初起；⑤湿气阻鼻；⑥夏月伤冷水，皮腠有水气；⑦湿痹身烦疼；⑧刚痉；⑨蓄水证；⑩透疹；⑪皮肤病瘙痒；⑫黄疸、水肿、泄泻、痢疾、疮肿有表证者；⑬六经病发展变化过程中有太阳表证者。

3. 太阳经表证发汗用药原则　①不能大汗(覆取微似汗，不可令如水流漓)；②温病不能用麻桂，伤寒不能用辛凉；③不能用攻下，下之为逆；④不能用苦寒、辛寒；⑤正虚者，须扶正解表(咽喉干燥者、疮家溃后、衄家、亡血家、汗家、淋家、胃中冷、尺中迟、少阴病、太阴病皆禁单纯发汗)；⑥邪不在表勿用；⑦少阳禁汗；⑧酒家禁用桂枝汤。

4. 代表方剂　①麻黄汤；②桂枝汤；③银翘散(温病方)。

(二) 吐法

1. 适应证　根据《内经》“其高者，因而越之”立法。针对上焦痰饮、瘀血、食物、毒物、异物等所致病证。

适用于：①胸中有寒痰痞塞；②胸中有停痰厥冷；③宿食在上；④喉中有痰或异物阻塞；⑤胃及喉、食管中有脓血；⑥胃中有毒物；⑦中暍(表兼里湿)；⑧诸黄；⑨小便不利(提壶揭盖法)。

2. 禁忌证　①少阳禁汗；②诸亡血家，不可用瓜蒂散；③凡体虚病弱者慎用。

3. 代表方剂　瓜蒂散(另有手指探吐法)。

(三) 下法

1. 适应证　根据《内经》"实者泻之"、"中满者，泻之于内"、"下之则胀已"、"其下者，引而竭之"立法。六经病皆有下法。针对阳明腑热结、大便硬结不下、宿食、痰饮内阻、瘀血阻留、水聚、水热结胸等。

适用于：①阳明腑结证；②少阳、阳明证；③水热结于胸下之结胸证；④津枯脾约证；⑤宿食证；⑥寒实结胸；⑦蓄血证；⑧支饮证、悬饮证。

2. 具体运用

(1)寒下法：①缓下用调胃承气汤；②轻下用小承气汤；③重下用大承气汤。

(2)润下法：①脾约丸；②蜜煎导；③猪胆汁导；④土瓜根导。

(3)温下法：①白散(寒实结胸)；②《金匮》中有大黄附子汤、三物备急丸、外台走马汤。

(4)攻下瘀结：①蓄血证之桃仁承气汤、抵当汤、抵当丸；②《金匮》有治马坠方；③产后瘀结下瘀血汤。

(5)寓攻于补：大黄䗪虫丸，《金匮》治虚劳方。

(6)泻下逐支饮：厚朴大黄汤(《金匮》)。

(7)攻下水热结胸：大陷胸汤。

(8)攻下逐水治悬饮：十枣汤。

(9)和解兼下；大柴胡汤。

(10)攻下痈肿：大黄牡丹汤(《金匮》)。

(11)后世发展补充了下法内容：补气攻下用陶氏黄龙汤；滋阴攻下用增液承气汤；清心攻下用犀连承气汤；清肺攻下用宣白承气汤；清胃攻下用白虎承气汤；解毒攻下用解毒承气汤；下痰攻下用加味凉膈煎；导滞攻下用枳实导滞汤；攻下痰火用礞石滚

痰丸;消食攻下用枳实导滞丸;峻攻痰涎用控涎丸;峻泻肝火用当归龙荟丸;解表攻下用防风通圣散;泻下脑窍瘀血用承气安宫丸、紫雪丹。

3. 禁忌证　①有纯表者(189 条);②心下虚满者(205 条);③少阳证呕多(204 条);④胃中虚冷(194 条);⑤固瘕虚冷(209 条、191 条);⑥津液内竭(233 条);⑦三阳合病(219 条);⑧阳明经热面赤(206 条);⑨厥阴病上热下寒,下之利不止;⑩太阴病,本病不宜下,若下之,必心下结硬;⑪少阴病,尺脉弱涩,禁下(286 条)。

(四) 和法

1. 适应证　针对六淫之邪在少阳或膜原或在半表半里之间。

(1)和解少阳:小柴胡汤。

(2)和解表里:小柴胡汤。

(3)和解肝脾:后世逍遥散。

(4)和解胆胃:后世温胆汤。

(5)和解气机:四逆散。

(6)和解三焦膜原:后世达原饮。

2. 禁忌证　禁汗、吐、下、温针。

(五) 温法

1. 适应证　针对寒邪入里或阳虚证候。根据《内经》"寒者温之"立法。针对里寒证和阳虚证。重点在表阳和太阴、少阴两经。

(1)里阳虚轻证:干姜甘草汤。

(2)里阳虚重证:甘草附子汤、理中汤。

(3)里阳虚极重证:四逆汤、通脉四逆汤。

(4)表阳:桂枝加附子汤。

(5)胃里寒呕吐头痛:吴茱萸汤。

(6)胃寒心痛:九痛丸(《金匮》)。

(7)肝脉寒滞:当归四逆汤、当归四逆加吴茱萸生姜汤。

(8)寒气厥逆:赤丸。

(9)寒疝:大乌头煎、当归生姜羊肉汤、乌头桂枝汤。

(10)里寒寒气冲逆奔豚:桂枝加桂汤。

2.禁忌证　①表寒不用温法;②表热禁用;③里热禁用;④少阳不用;⑤血少津枯不用。

(六)清法

1.适应证　根据《内经》“热者寒之”立法。

(1)里实热证:心、肝、脾、肺、肾、胆、小肠、大肠、膀胱、三焦、脑、骨、脉、男女生殖器、五官、九窍、四肢百骸之实火。

(2)气分热:白虎汤。

(3)阳明胃热:白虎汤。

(4)阳明大肠热:葛根黄芩黄连汤、白头翁汤。

(5)营分热:后世清营汤、犀角地黄汤。

(6)心胞热、脑窍热:后世安宫牛黄丸、至宝丹、紫雪丹。

2.清法用药分类

(1)清热解毒类:连翘、竹叶。

(2)解百毒类:甘草、白蜜。

(3)苦寒泻火类:黄芩、黄连、黄柏、栀子、大黄、知母、秦皮。

(4)辛寒清气类:石膏。

(5)清热抗癌类:见《金匮》方。

(6)清热消疮类:败酱草、牡丹皮。

(7)引火归原类:人尿、猪胆汁。

(8)清热凉血类:生地、丹皮、赤芍。

3.禁忌证　①表寒禁用;②里寒禁用;③阳虚禁用;④气虚、血虚、阴虚禁用;⑤太阴少阴虚寒禁用;⑥真寒假热禁用;⑦血虚发热禁用;⑧气虚发热禁用;⑨戴阳面赤禁用;⑩阳明腑结不用。

(七) 补法

1. 适应证　根据《内经》“虚者补之”及“形不足者，温之以气；精不足者，补之以味”立法。六经病各有虚证。

气虚者，脾虚者，气脱者，阳虚者，阳脱者，血虚者，阴虚者，气血虚者，气阴虚者，精脱者。

2. 补法分类

(1)补气(包括救气脱)：理中汤，后世独参汤、补中益气汤。

(2)补血(包括救血脱)：阿胶、新加汤、《金匮》胶艾四物汤，后世《千金》内补当归建中汤、当归补血汤、八珍汤、归脾汤、鸡血藤胶。

(3)补阴(包括救阴)：猪肤汤、芍药甘草汤、黄连阿胶汤、《金匮》百合地黄汤、百合鸡子黄汤，后世加减化裁出六味地黄丸、三甲复脉汤。

(4)补气阴：《金匮》麦门冬汤，后世生脉汤。

(5)补阳(包括救阳)：甘草干姜汤、甘草附子汤、四逆汤、通脉四逆汤，后世六味回阳饮。

(6)补气阳：四逆加人参汤。

(7)补脾：理中汤、《金匮》甘麦大枣汤，后世四君子汤类方。

3. 禁忌证　实证禁补。《内经》“无实实”。

(八) 消法

1. 适应证　根据《内经》“坚者削之”、“结者散之”立法。针对气、血、痰、湿、脓、水、虫、食等有形之物。

2. 消法分类

(1)气滞气结：四逆散。

(2)血瘀血结：抵当汤、抵当丸、桃核承气汤。

(3)痰饮内结：大陷胸丸、大陷胸汤、《金匮》下瘀血汤。

(4)湿阻：五苓散。

(5)水聚：十枣汤。

(6)脓聚：《金匮》排脓散、《千金》苇茎汤。

(7)虫积:乌梅丸。

(8)宿食内结:大承气汤。

3.禁忌证　病在表不用;正虚者扶正合用。

注:八法常常合用,有气血双补、气阳并扶、气阴两补、寒热互用、虚实合法、阴阳两调、攻补兼施、汗下合治、消补并治等。